肩と首はもまずにつまんで、ゆらしなさい

毎日1分、頭痛もとれる
簡単セルフケア

土屋元明
Genmei Tsuchiya

晶文社

CONTENTS

introduction

肩こり・首こりの多くは「滑走不全」で起きる！

Chapter 1

肩・首こりはつまんで解消する！

Chapter 2

表層ケアの基本、2つのステップ

Chapter 3

表層のコンディション（滑走性）を維持するケア法

Chapter 4

表層＋筋肉や関節のケアが必要ながんこなこりとは？

Chapter 5

肩首トラブルを防ぐ体の使い方

Chapter
6

肩首こり撃退生活のポイント

装丁／アルビレオ
イラスト／津久井直美
構成／下平貴子

はじめに

この本を手に取った人は、肩や首になんらかのトラブルを感じておられるのだと思います。そこでさっそく、**この本が役立つかどうか、1つ質問**をさせてください。

そのトラブルは**いつから**自覚したのでしょうか？

実はこの問いに対して、「○月○日から」というように明確に答えられなかった人にこそ、この本が役立ちます。

なぜなら私の施術院に「肩こりがひどい」「首が痛くて、最近は頭も痛くなってきた」などと駆け込んで来る人にも、それがいつから始まったのかと問うと、答えられない人がとても多いからです。そして、そうした人たちにこの本の内容を実践してもらうと、その場で痛みが改善するのです。

症状がいつからあるか言えない不調というのは、苦痛に耐えながらもなんとか生活が続けられるので、駆け込んで来るときはよほどつらくなってからのこと。一般的なセルフケア、「もむ」「温める」などをしてきたのに症状が改善せず、長い間、QOL（生活の質）を低下させる原因になっていたという事例が非常に多いです。

そして、こうした不調はやがて別のトラブルにつながることもあります。

ですから同じような不調を抱えている多くの人に、なるべく**軽症のうちに的確なセルフケアで早期改善**をしてもらいたい。そしてトラブルを再発させないよう、姿勢や体の使い方を体得してもらいたい。そう願ってケア法を本にまとめることにしました。

長い間つらかった症状が改善すると、ウソのように毎日を快活に過ごせるようになります！　またそれによって、症状が体だけでなく、心にもどれだけ負の影響を与えていたか、気がつく人が多いです。何より、的確なセルフケアができると、自分の体を理解し、整えられる自信がもてるので、気分がとてもいいのです。

セルフケアの方法は、基本のやり方のほか、自分に合った方法を見つけていただくためにあえていくつか同じ効果が期待できるやり方を載せておきますので、やってみて「やりやすい」「心地良い」「よりラクになる」といったご自身の感覚を信じて選んで、生活の中でぜひ習慣にしてください。また、ときには窓を開けて風を入れるような気持ちで、別のやり方も実践してみると、リフレッシュになり、プラスアルファのケアができます。

一方、先ほどの問いに「3カ月前の交通事故の後から」などと明快に答えられた人や、「痛くて首を軽く動かすのも無理」「手指などに痺れが出る」「めまいがする」という人は、**セルフケア以前に受診が必要**です。放置したり、独自のセルフケアをしたりしても、症状はなかなか改善しません！　すぐに整形外科を受診してください。

また現在、整形外科で治療中、リハビリ中などの人は、主治医に相談をしたうえで、本書のセルフケアを取り入れましょう。ストレッチや姿勢の正し方などは誰が行っても正しく行えば問題はないはずのものですが、主治医や担当の理学療法士に相談すれば、個別に注意するポイントを教えてもらえるので、より安全です。

それでは、いつからともなく始まったつらい肩首の症状の改善へ！　まずはケアの効果を高めるため、自分の症状を理解することから始めましょう。

動きのこだわりテーション　土屋元明

Introduction

肩こり・首こりの多くは「滑走不全」で起きる！

しつこい肩こり・首こりで悩む人が増えている！

私は神奈川県鎌倉市で「動きのこだわりテーション」という施術院を開いている理学療法士です。施術院にはさまざまなトラブルを抱える人がみえますが、肩や首のトラブルは年代に関わらず比較的多いトラブルの１つで、現代社会ではすべての人に注意が必要だと考えています。

特に急速に進むＩＣＴ化と新型コロナウイルス感染症拡大の影響がＷパンチで肩と首にトラブルをもたらしている、とも思います。

「おうち時間増」「リモートワーク拡大」「活動量低下・運動不足」などによって、長時間、同じ姿勢で座り、モニター（ＰＣ、スマホ、テレビ）画面を見続けている人が増えているからです。

コロナ禍で在宅ワークを始めた人を対象に行われたアンケート調査でも、肩こりや首の痛みが急増していると発表されていました。もともと肩首のトラブルは少なくなかったのに、いま、さらに増えてしまう背景があり、臨床現場でも確実にその増加を実感しています。

ただし私の臨床経験から言えば、いま増えている肩首のトラブルは事故や怪我などシリアスな原因があるトラブルではないため、セルフケアで改善可能な場合が多いと思われます。そして、そのような肩首のトラブルのほとんどが、次に紹介する**3つのエピソード**のいずれかと似たような症状であることが非常に多いとみています。

3つのエピソードはいずれもセルフケアで改善がみられた事例ですから、そのいずれかと同様ならセルフケアで改善する可能性大、というわけです。

しかし実際には「それなりにケアしているのに肩首のトラブルが解消しない」と嘆いている人、諦めている人が多いのが現状です。さらに長年、肩首トラブルと付き合っていると「違和感→こり→痛み→ムズムズ」など自覚症状がどんどん複雑になる場合があります。なぜセルフケアで改善できるものが、そうなっていないのでしょうか？それは原因をよみ違え、必要なアプローチを欠いているからです。ぜひ本書をきっかけにセルフケアを見直し、症状を改善・解消できるセルフケアに切り替えましょう！まずは3つのエピソードに自分と似た物語がないか、読んでみてください。

肩・首こり
あるある
エピソード

1 首の付け根から肩甲骨にかけてこっている人

50代のA子さんは事務職で、会社ではほとんどノートパソコンの前に座っています。机の上に、直にノートパソコンを置いて操作をしているので、どうしても猫背で、**下を向いている時間が長く**なってしまいます。

仕事以外の時間も、スマホでゲームをしたり、漫画を読んだりするのが息抜きなので、猫背で下を向いて過ごす時間が長いと言います。いつからともなく左肩の**首の付け根から肩甲骨にかけてこりを自覚**するようになりました。

疲れてくるといつもその辺りが張ってくるので、スティック状の肩こり解消グッズを自宅はもちろん、会社にも置いていて、しょっちゅう**ぐいぐい押し当てていますが、ラクになるのは押しているときだけ**。もはや肩こりが慢性化して、肩がこっていない状態を思い出せないと苦笑していました。

Introduction

肩こり・首こりの多くは「滑走不全」で起きる！

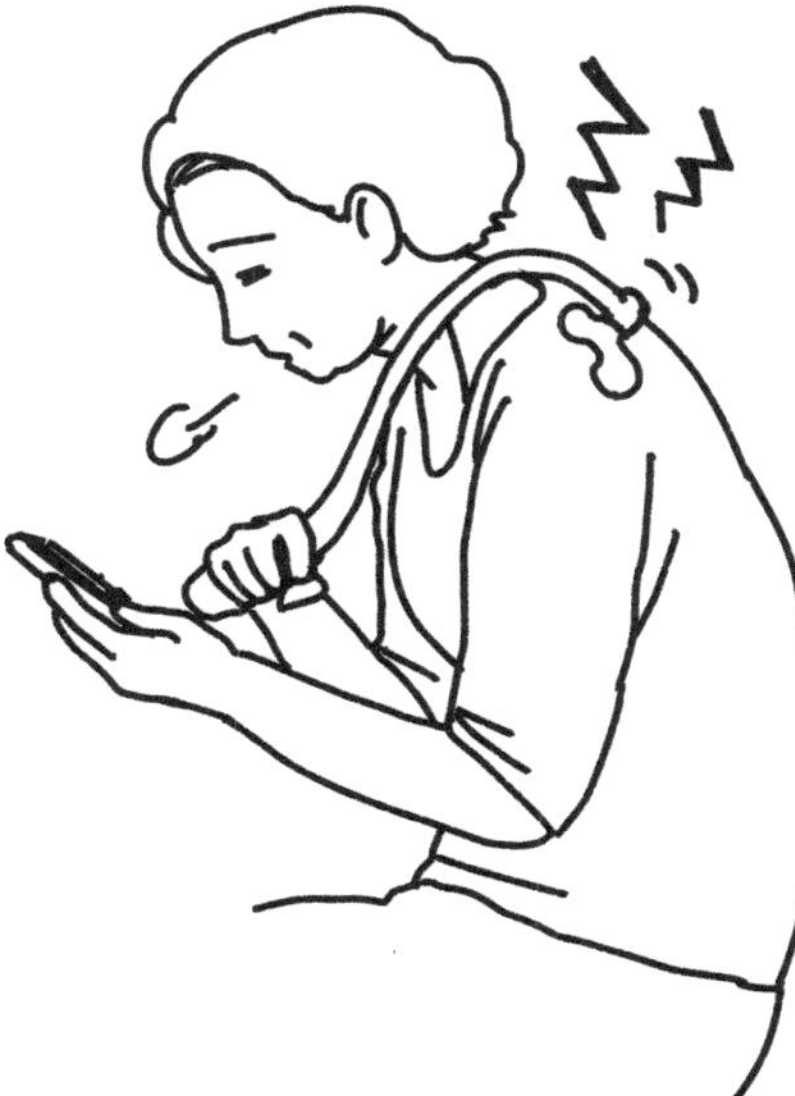

肩・首こり
あるある
エピソード

2
肩や首のこりと同時に、頭が締めつけられるように痛い人

B美さん（40代）の趣味はパッチワークキルトです。コロナ禍で「おうち時間」が増えたので、いつも以上に大きな作品に挑戦できたと喜んでいるのですが、**根をつめて作業をしていたら、**従来からあった左の**首筋の痛みが悪化し、頭痛も感じる**ようになってしまったそうです。

自分なりに目標をもって取り組んでいるキルトづくりは、家事や子育ての隙間時間を捻出してなんとか続けていますが、頭痛のせいで手を止めることが増えてきました。また、手芸をしていない時間にも頭痛があり、するとイライラして、子どもにまで八つ当たりしてしまうようになりました。

首筋を温めるといくらか症状がラクになるので、小さな使い捨てカイロをタオルで巻き、こっている部分に当てて過ごしていたと言います。

Introduction

肩こり・首こりの多くは「滑走不全」で起きる！

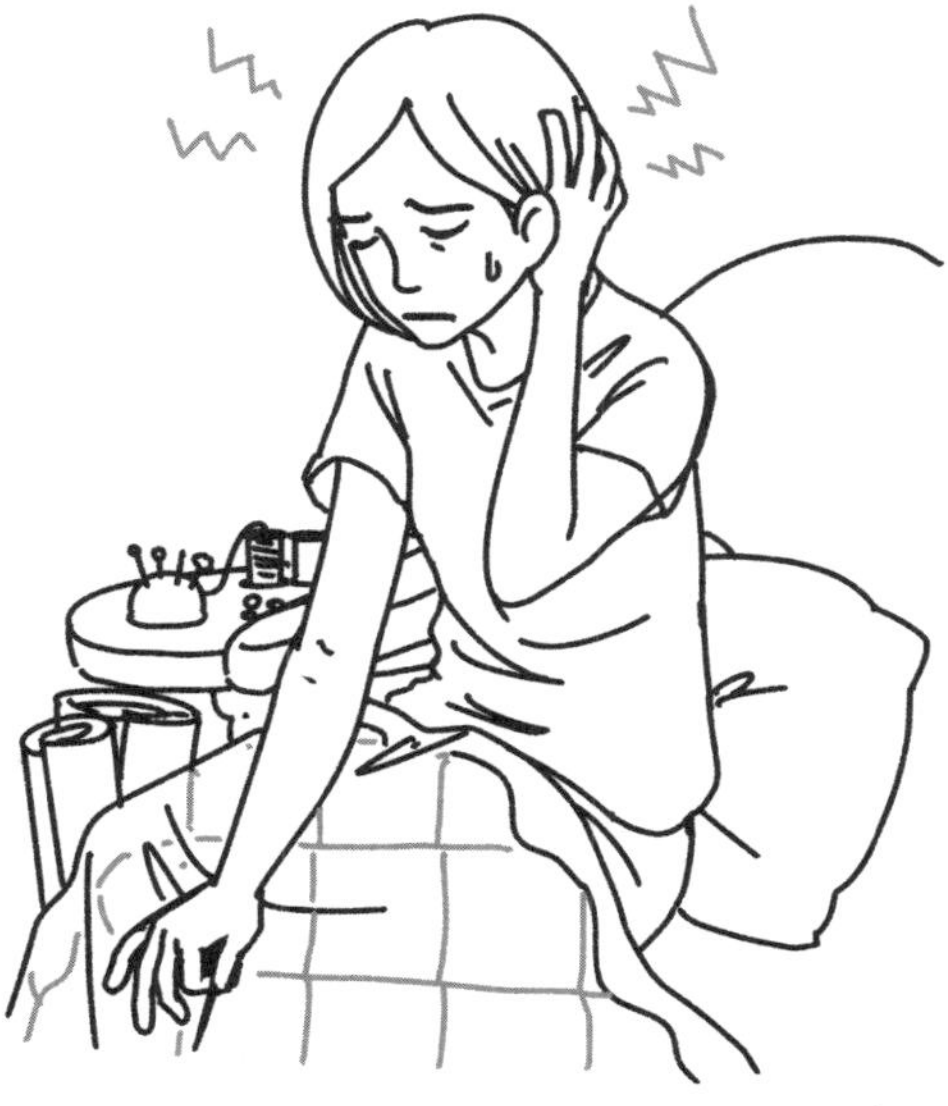

肩・首こり
あるある
エピソード

3
肩首のこりが続き、周囲に違和感が広がっている人

食品流通に携わるC夫さん（50代）は「**肩と首のこりは職業病**」と言い、慢性のつらい症状は仕事を続ける限り改善できないと諦めていました。

職場で勤続30年表彰を受けたベテランドライバーで、運転に自信をもっていたのですが、一昨年頃から、仕事中も**肩首周辺のムズムズ感が気になることが増え**、運転に集中できず、危険を自覚するようになりました。

そこで、血行促進しようと休日にサウナで体を温め、50分3千円のマッサージを受けるようになったのです。特に長年こっている右肩、肩甲骨の上をよくもんでもらいましたが、ラクになるどころか、**もみ返しで痛みが増して**しまいました。しかし、事故を起こしたら大変だし、続けていればラクになるかと思い、以来、**サウナ&マッサージに通い続け**ていたそうです。ところが症状は一向に改善しませんでした。

Introduction

肩こり・首こりの多くは「滑走不全」で起きる！

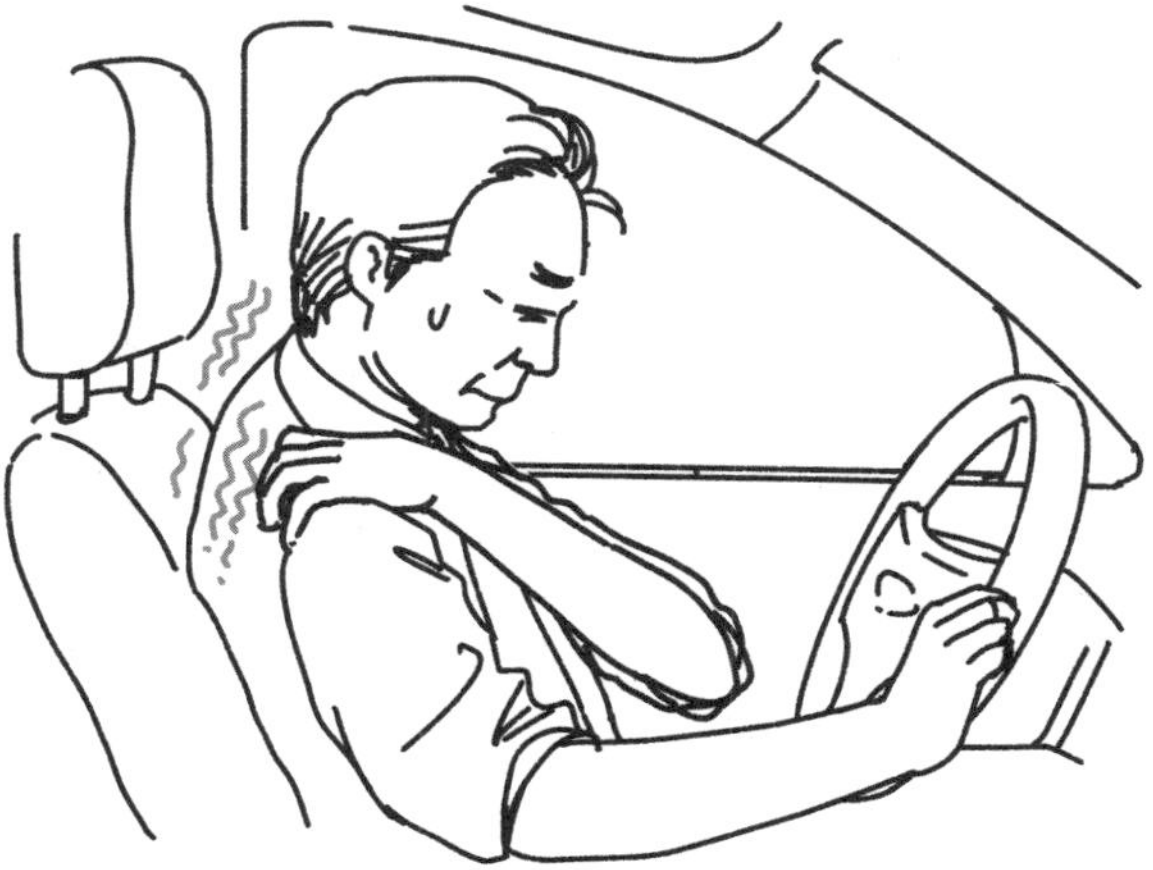

3つのエピソードに共通、見過ごされていた「滑走不全」

ご紹介した3つのエピソードは先にも述べた通り、結果的には「セルフケアで症状が改善した事例」です。しかし、エピソードの段階では3名とも自分なりにケアをしているのに、症状の目立った改善が得られていませんでした。

3名がしていたケアは一般的にも肩首のトラブル対策としてよく行われていることです。「解消グッズでほぐす」「使い捨てカイロで温める」「お風呂やサウナで血行促進」「マッサージでほぐす」。みなさんも経験があるかもしれません。

では、こうしたケアが間違っているのでしょうか？　いえ、決して間違いではありません。どの方法も場合によっては有効なセルフケアです。しかし、その前に**やるべきことが見過ごされているため、セルフケアの甲斐もなく、結果（トラブルの解消）につながっていない**のです。

本書では一般的なケアをする前に「まずやること」と、一般的なケアと「同時並行すべきこと」をお伝えします。

実践すれば、それだけで症状がとれ、施術する必要がなくなることもあるので、私が施術院で行うと「**魔法？**」などと驚かれます。しかし、そんなあやしいことではなく、体の構造を理解すればみなさんにも「なるほど」と思っていただけるケア法です。


それは、何をするかというと体の表層の「滑《かっ》走《そう》不《ふ》全《ぜん》の改善」です。

肩や首のトラブルは、**日常の生活動作の偏りなどから「体の表層の組織」が動きづらくなっているために起きていることがほとんど**。痛む範囲が広かったり、深い部分が痛いと感じていたとしても、多くの場合、表層の組織の問題であることが多いです。

この「体の表層の組織」というのは、皮膚の下の脂肪や筋肉、関節など全身をつないでいるもので、ある程度は動いて、体の動きの柔軟性を維持しています。この〝ある程度動く〟ことを専門的に「滑走」と言い、〝全身をつないでいる〟ため滑走不全は全身のさまざまな部位で起こります。

滑走しなくなると（＝滑走不全）、表層の中にある神経が刺激され、痛みや張りが起こります。

また、滑走不全は表層の下にある筋肉や関節の動きを妨げることもあり、そのような状態が長期間続くと、筋肉や関節のトラブルにつながる場合もあります。

「肩首のトラブル（こりや痛み）」のほとんどは、この過程のどこかで起きているのです。

これをわかりやすくまとめると、

・表層のケアだけでつらかった症状が解消できる段階

・表層ケアに加え、筋肉や関節へのケアが必要な段階

のいずれかにある、となります。

いずれにせよどちらの段階においても実効のあるケアをするためには、最初に「表層組織の滑走不全の改善」が不可欠です。

もちろん「そもそもなぜ滑走不全が起こったか」への対処も必要なので、実際のセルフケアはもう少し丁寧に考える必要があります。順を追って詳しく説明していきますので、ここでは**ほとんどの肩首こりの解消のためには表層の滑走を取り戻すことが必要**と理解してください。

表層？　滑走？　はじめて聞く言葉で、にわかに理解しにくいかもしれません。

しかし表層の滑走不全が起きているかどうかは、とても簡単にチェックできるので、やってみましょう！

滑走不全をチェックしてみよう！

表層の滑走不全はつまんで確かめることができます。

・表層のつまみ方

本書では、このチェックやセルフケアで「表層をつまむ」機会がたくさん登場します。

「つまむ」と言うと、漢字では〝摘む〟〝抓む〟と書くため、爪の先ではさむイメージがあると思いますが、**本書では爪の先ではなく「指の腹ではさむ」**意で用います。

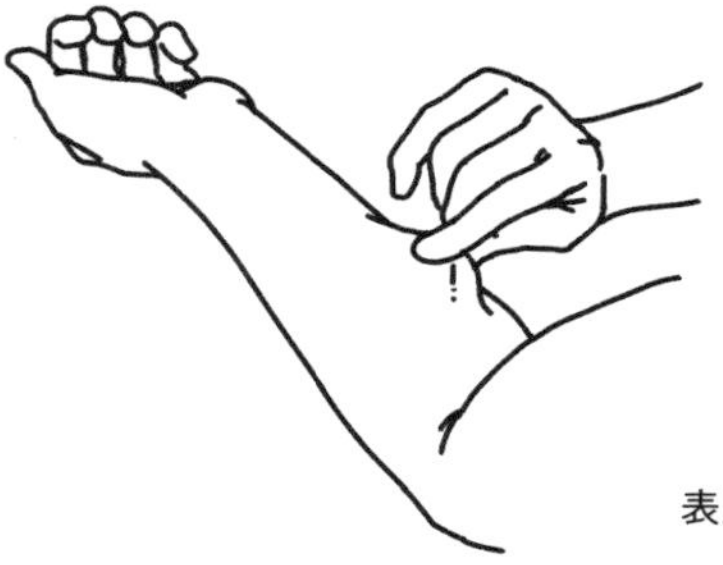

動画
表層のつまみ方

・滑走の状態をチェック

はじめにほとんど滑走不全が起こることがない「二の腕」や「首の前側」の皮膚をつまんで、つまんだ具合（滑走ＯＫの状態）を確かめてみてください。

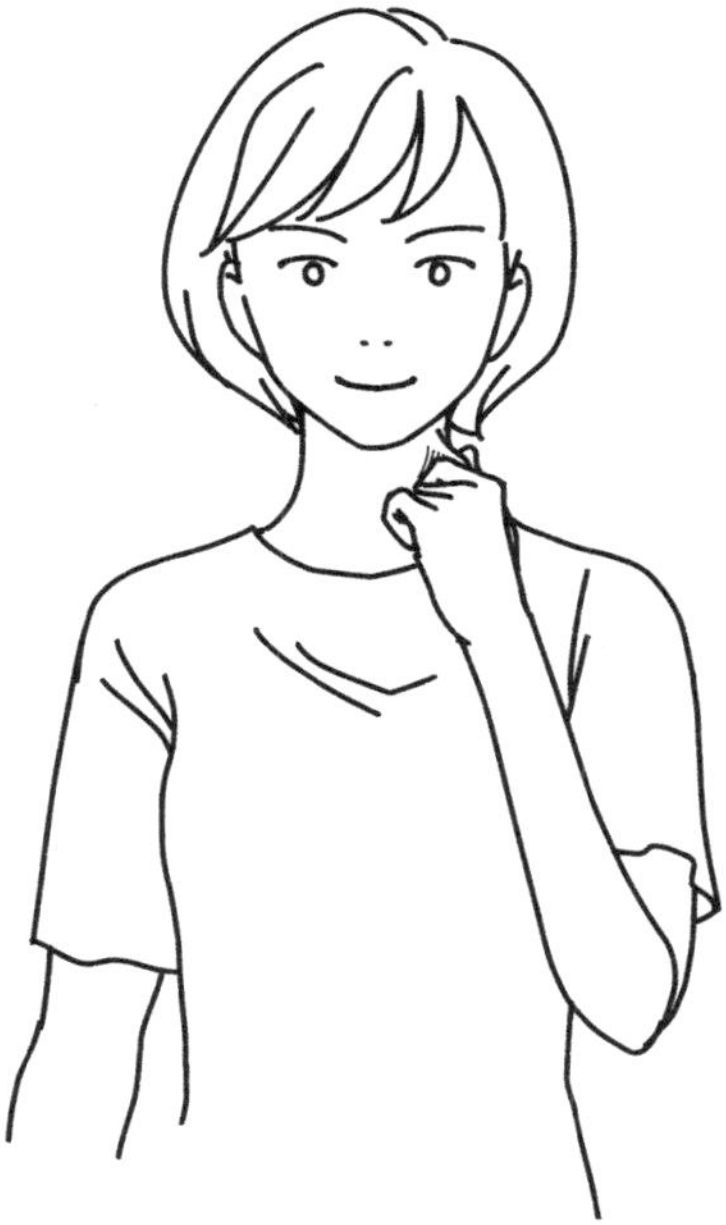

その後、肩首のトラブルがある部分をつまんでみましょう。

二の腕や首の前側と同じようにつまめますか？

つまめずに弾かれるようなら、滑走不全が起きている可能性大です。

続いて、同様に反対側や真ん中など肩首周辺のあちこちもつまんでみて、差異を確かめましょう。

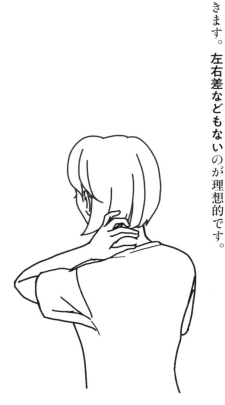

首の前側と比べ、後ろ側の皮膚は脂肪が分厚いので、つまみにくいです。しかし、つまもうとすればつまめますし、つまみながら皮膚の上をコロコロと動かすこともできます。**左右差などもない**のが理想的です。

痛みやこりを解消するセルフケアをしよう！

滑走不全のチェックをしてみて、いかがでしたか？　トラブルがある部分はつまみにくかったのではないでしょうか。なんとかつまめてもつまむだけでとても痛い人、まったくつまめない人もいるかもしれません。

いずれの場合も、**表層をケアすれば滑走が戻り、つまみやすくなります**。

Chapter2 からケア法を解説しますが、はじめは表層だけをターゲットにします。ストレッチなども表層が伸びている感覚を大切にして、深い位置にあたる筋肉などは積極的に動かさないよう、気をつけながら行いましょう。

表層の滑走不全がある人は、いまは筋肉をもみほぐすなどのセルフケアをしても目立った効果がないと思って、まず表層のケアに集中してください！

ケアによって痛みやこりがどのように変化するか、確認しながら進めましょう。

Chapter 1

肩・首こりは
つまんで
解消する！

まずケアすべき「表層」はここ！

効果的なケアをするために、表層についてもう少し理解を深めておきましょう。次の頁のイラストを見ながらお読みください。イラストは人の皮膚の大まかな断面図です。肩首こり解消のケアに役立つように、正確さより、わかりやすさを優先して描いてもらっています。

皮膚はお菓子のミルフィーユや菱餅のような階層構造になっていて、この下に筋肉や関節などがあるとイメージしてください。

表層は皮膚と筋の間の4層で、それぞれに名前もありますが、まだ詳しく解明されていない部位です。**近年、医学的に注目を集め、メディアでも紹介されている「ファシア」と呼ばれる結合組織も、この表層に含まれます。**

ただし、肩首こりのケアでは細かく知る必要はないので、表層の組織は「浅部」と「深部」に分かれていると理解して先に進みましょう。

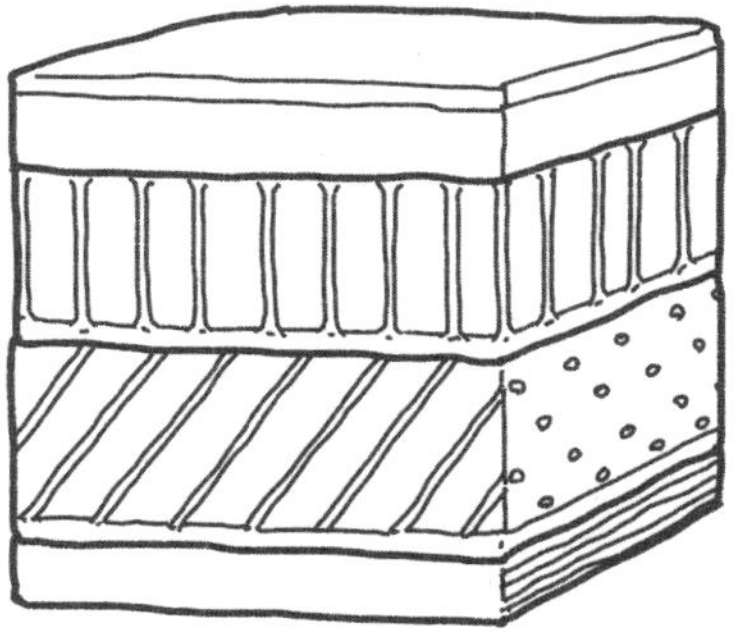

ケアはまず浅部にアプローチし、つらい症状が半減したり、ラクになったり、症状の位置が変わるなどの効果を見たうえで、必要に応じて深部にも行います。

〝必要に応じて〟というのは、浅部のケアだけで滑走不全が改善され、症状がとれてしまう場合もあるからです。

その場合、滑走を維持するケアや滑走不全の予防を行って、再発を防ぎます。

結果が出るセルフケアの鉄則

表層のセルフケアを始める前に、結果（こりや痛みの解消）が出るケアをするために欠かせないポイントをご紹介しておきましょう。

まず、私の施術院でのケアを比較的、短い期間で卒業し、再発させずに快活な生活を続けている方々の特長を１つあげると、なんらかのトラブルから**自分の体や動きの“わるいクセ”に気づき、トラブルの原因に納得してセルフケアしている**方々、と言えます。気づきや納得があればこそ、セルフケアが続けられる、とも言えるでしょう。

原因を知ることはそれほど難しくはありません。手がかりは症状が教えてくれます。「右の首筋はつまみにくく滑走不全のようだが、左はよくつまめる」「いつも斜め右上を向くと右肩甲骨の上が痛む」「このいすに座ると肩が張る」。こうした症状の左右差や、痛みの出る姿勢や動きが、肩首に負担をかけているクセや環境を教えてくれますから、それに気づくことが大切です。

自分のクセや環境、すなわち「デスクワーク中は右に傾いて座っていることが多い」「左側ばかりで噛んで食べながら、右側をよく向いている（テレビが右にある）」といったことがわかるのは大事なことです。

本書のケア法に取り組む前に、自身の症状の左右差や、痛みの出る姿勢や動きを少し思い返しておきましょう。このときはピックアップしておくだけでＯＫ。続いて、ケア法を実践し、まずは「心地良い」「ラクになった！」と、快感を味わってください。その後、コンディションを保つためのケアをしていく中で、なぜラクになったのか、自分の症状とクセ・環境の関係を考えていくと良いでしょう。症状の改善とともに、自分の体や動きへの理解を深めていくことが、健やかさを保つために大切なのです。

ほかにもいくつか、セルフケアのポイントがありますから、目を通し、心がけてみてください。

・つらいほう、つまめないほうを優先する

もしも両肩に同じように症状を感じている場合には、左右比較してより症状がつらいほうをまずはケアしましょう。

また、片方の肩だけに症状がある場合も、両肩にある場合も、「症状のある場所がつまみにくい、つまむと痛い」と感じる人と、「症状のある場所から少し離れたところがつまみにくい、つまむと痛い」と感じる人がいます。

先日、施術院にいらした方は、左右比較すると右肩周りのほうがつらいけれど、表層をつまんでみると肩首の真ん中がつまめず、つまもうとすると強い痛みを感じていました。このような場合、真ん中のケアを行うことで症状の改善が得られる可能性が高く、実際に、真ん中のケアで症状が緩和されました。つまり、**症状と場所が少しずれていることもある**というわけです。

そのことを念頭に、最初のうちは隙間時間などを利用し、いくらか広範囲の表層をケアしてみましょう。

・はじめが肝心、ニュートラルな姿勢から

どのケア法を行う場合も、はじめはニュートラルな姿勢からスタートしましょう。この姿勢は、これから体を動かす場合に効率よく動き出せる姿勢で、リラックス姿勢ではないですが、普段の生活でもときどき戻すとよい「体リセット姿勢」です。

1㎞先を見る感じで、**背中に力を入れずに**自然とまっすぐ立ってみましょう。

視線を上下させて、最も視野が広いと感じる位置で頭をストップさせると、あごがやや上がります。このとき軽く口を閉じ、奥歯の力を抜きます。

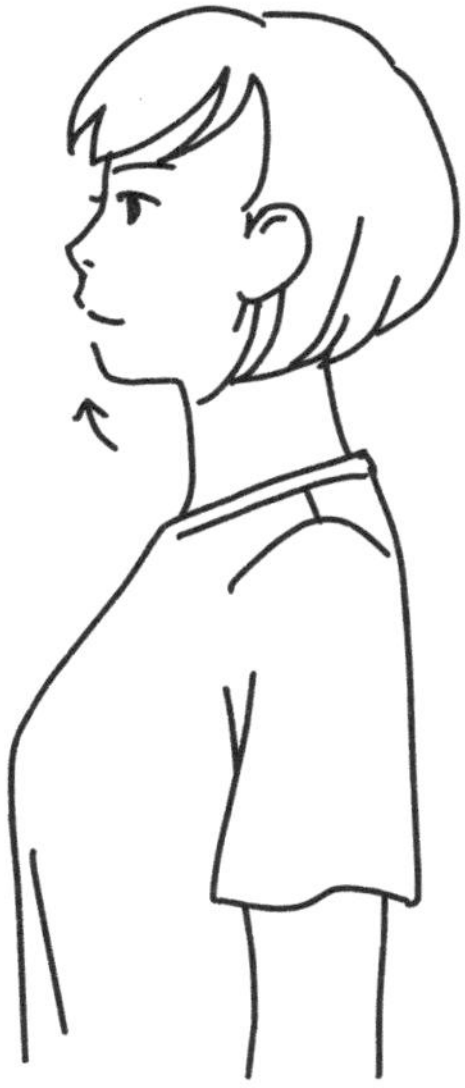

・ケアの効果はこう判断する！

セルフケアの効果が出ているかどうか、判断が難しいと思う人も少なくないようですから、効果の判断基準があるといいですよね⁉　効果を感じられないケアを続けるのはつらいですから、私もそのようなことはお勧めしたくありません。

ケアの前後に「痛みなどの症状が出る姿勢や動きをしてみて確かめる」のがわかり

やすいです。ぜひ実行しましょう。目安としては「ケアの後、自己診断で10〈開始時〉の痛みが半減したら」もしくは「痛みの出る場所が変わったら」効果ありと判断して、そのケア法をしばらく続けてみてください！

もし効果を感じられなかったら、次のステップへ移ります。このステップについては41頁のチャートで確認できます。

・暮らしにケアを定着させる！

先に述べた通り、自分に対する理解を深めることがセルフケアの質を高めます。自分のクセや環境、症状の原因を理解すると、自ずと意識的に姿勢を正す機会が増え、左右バランスよく体を使うようになります。実は、そういった行動変容こそがセルフケアの真骨頂なのです。

トラブルの再発を防ぎ、ケアによって取り戻したコンディションを保つ最善の策は「原因の排除」です。姿勢や体の動かし方を改め、環境を変えることで暮らしにケアを定着させる必要があります。

いまそう聞くと、「大変そうだ」と思うかもしれませんが、セルフケアで症状がとれ、身も心も軽やかになると、もう2度とつらい症状でもんもんとしたくないと思うものですし、自力で症状を改善した自信がモチベーションを高めてくれるので、予防のためのケア&暮らし改善は取り組みやすいはずです。ご安心ください。

では、いよいよ次章からつらい症状をとるケア法をご紹介していきます！

Chapter 2

表層ケアの基本、2つのステップ

さっそく表層をケアしてみよう

ここから表層ケアの2つのステップを紹介します。どのようなステップで進めるかをチャートにしましたので、こちらを確認しながらケアを進めてください。

効果判定

症状の出る姿勢や動きをチェックする

⬇

表層ケアを実践する（浅部→深部の順）

⬇

再び症状の出る姿勢や動きをしてみて、「自己診断で10〈開始時〉の痛みが半減した」もしくは「痛みの出る場所が変わった」ら効果あり、表層ケアが必要と判断する

➡ 症状の軽減・再発予防のための姿勢や体の使い方を覚えよう（Chapter5、6）

セルフチェック

症状のある場所、
またはその周辺が
・つまみにくい
・つまむと痛い
・つまめない

「滑走不全」の症状の特徴

・症状の範囲が手のひらサイズ(ピンポイントの痛みではない)
・表層の問題であっても、体の深部に痛みを感じていることが多い
・表層〈浅部〉は重ダルい痛みを自覚しやすい
・表層〈深部〉は表現しにくい痛みを自覚しやすい(しつこい痛み、トラブル部位を体から外してしまいたい痛みなど)

↓

表層ケアを実践
浅部ケアから行い、効果を実感しない場合は深部ケアを行う

浅部ケアを実践
(42～49ページ)
→ **効果あり** → 58～65ページから最も効果のあるケア法を1つ選択する

↓ **効果なし**

深部ケアを実践
(50～54ページ)
→ **効果あり** → 68～78ページから最も効果のあるケア法を1つ選択する

↓ **効果なし**

複合タイプ
問題が筋肉か関節かを
見極めてケアを!
(86ページ～)
→ 上部筋肉(90～99ページ)を実践
下部筋肉(100～109ページ)を実践
上部関節(110～117ページ)を実践
下部関節(118～125ページ)を実践

第1ステップ【表層〈浅部〉のケア】

滑走不全のチェックでトラブルのある部位の皮膚が「つまみにくい」「つまむと痛い」「つまめない」といった場合は、「さする」ことから始めましょう。この「さする」が浅部のケア法になります。**重だるい痛みを感じている人に特に有効なケア法**です。

ただし、さするといっても、一般的に「撫でるようにさする」のとはちょっと違う方法で行います。

手指を皮膚に密着させて、前後左右に動かすことを「さする」と表記します。手になるべくフィットした手袋をつけると、さらに効果的に行えます。

手袋はキッチンやガーデニングで使用するゴム手袋、スポーツ用のゴム手袋などでＯＫ。高価なものを用意する必要はありません。

表層の浅部だけにアプローチするので、力を入れて押してはいけません。力を入れると深部に刺激が入ってしまいます！　やさしく肌表面を滑らすように動かしてください。

なお、「さする」ケアには滑走不全の改善に加え、もう1つメリットがあります。「痛み」の軽減です。

みなさんどこかぶつけたとき、さすりませんか？　小さな子が転んだら、大人はどうするでしょうか？　抱き起こして、足などをさすってやりますね。

なぜ「さする」のでしょうか。ごく簡単に解説すると、脳はジワジワ感じる「痛み」と、「さする」刺激を区別できないため、痛みに鈍感になるように、私たちは「さする」刺激を与えるのです。これは生理学的にも理にかなった行動。みなさん無意識に、自然にそうするのですから素晴らしい！

「さする」刺激は表層〈浅部〉を滑走させる刺激になり、痛みを軽減する刺激にもなる。これを覚えておき、丁寧にさすっていきましょう。

本書のケア法をガイドするイラストは「左の首が痛い（左を向くと痛い）女性」の設定です。実際は、普段、症状を感じている部位または、表層をつまんでみて、つまみにくい部位に対して、イラストを参考にケアしてください。

浅部をさするケア

❶痛みなどの症状が出る姿勢や動きを確かめた後、ニュートラルな姿勢でケアをする。

＊以下、すべてのケア法を実践する前にも痛みなどの症状が出る姿勢や動きを確かめ、ニュートラル姿勢をとる！

❷手指をトラブル部位に密着させ、前後左右の十字方向へやさしく滑らせ、皮膚の動きが止まるところまで動かす。手袋をつけて行うと効果的！

❸特に滑りにくい方向を見つけ、その方向に対してゆっくりと10回ほど滑らせる。❶で確かめた症状が出る姿勢や動きをしてみて、痛みが軽減、または痛みの部位が変化したと感じたら、さらに症状のある場所をもう30秒から1分ほどさする。

❹日々の隙間時間に、さするケアを続けながら（痛みの部位が変わったら、痛む部位をケアする）、58～65頁から何か1つ選び、トラブル解消＆予防をめざす。

❺❹で変化がないと感じる場合は50頁の表層〈深部〉のケアへ。

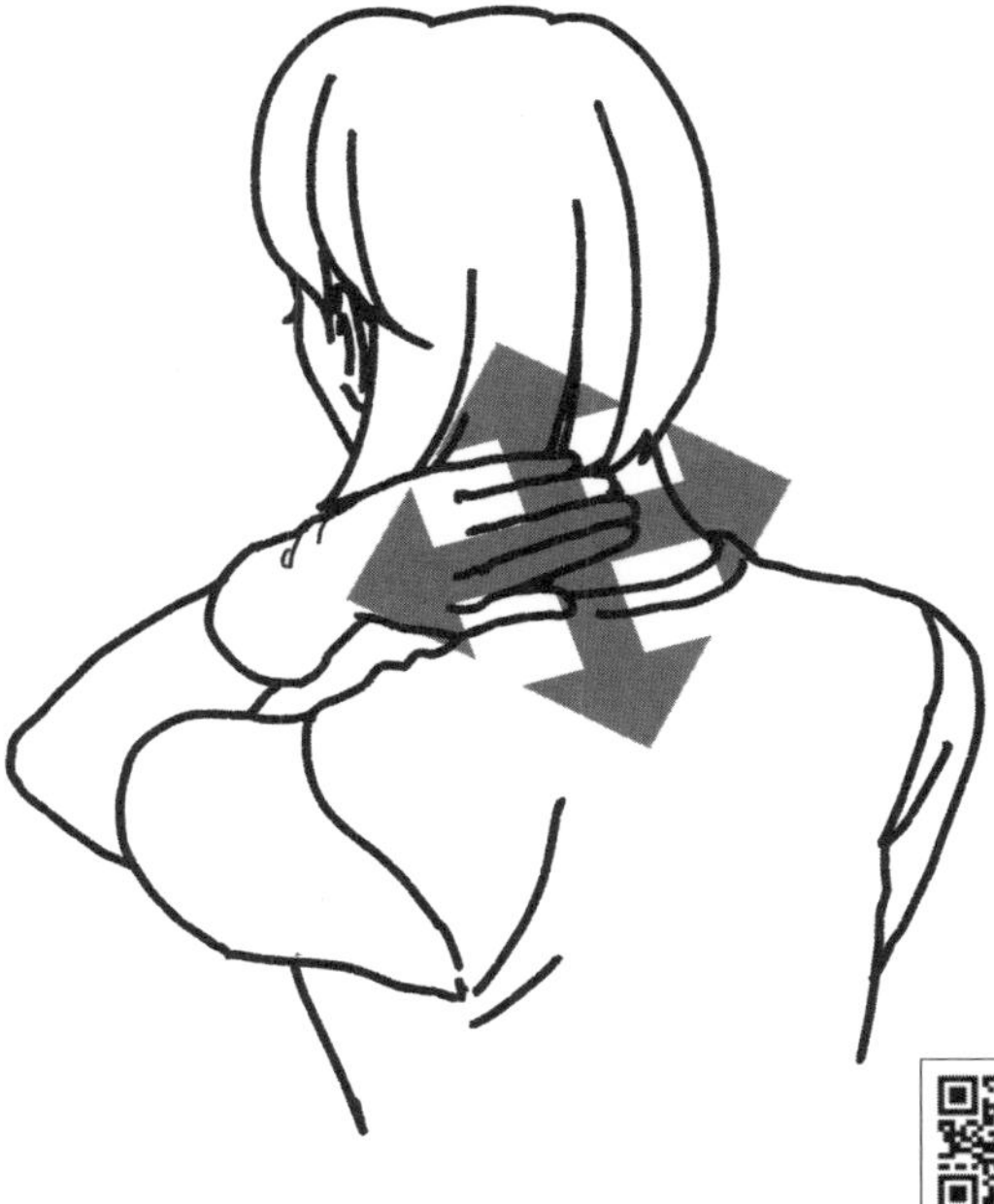

動画
浅部のケア
（さすり方）

［表層〈浅部〉のケア］のバリエーション

手が届きにくい部位でもできる、
浅部ケアの2つのバリエーション。

●タオルで浅部をさするケア

❶ タオルの両端を持ち、トラブル部位にかかるように肩首にまわす。

❷ タオル両端を交互に引っ張り、皮膚表面にタオルをやさしく滑らせる。手袋をした手より刺激は弱いため、皮膚にしっかり密着させながら20回ほど滑らせる。

❸ 症状が出る姿勢や動きをしてみて、痛みが軽減、または痛みの部位が変化したと感じたら、さらにもう30秒から1分ほど滑らせる。

❹ 日に3〜5回、ケアを続けながら、58〜65頁から何か1つ選び、トラブル解消&予防をめざす（痛みの部位が変わったら、痛む部位をケアする）。

＊「トイレに行くときに必ず行う」などと決めておくとケア習慣を継続しやすい。

❺ ❸で変化がないと感じる場合は50頁の表層〈深部〉のケアへ。

Chapter

2

表層ケアの基本、2つのステップ

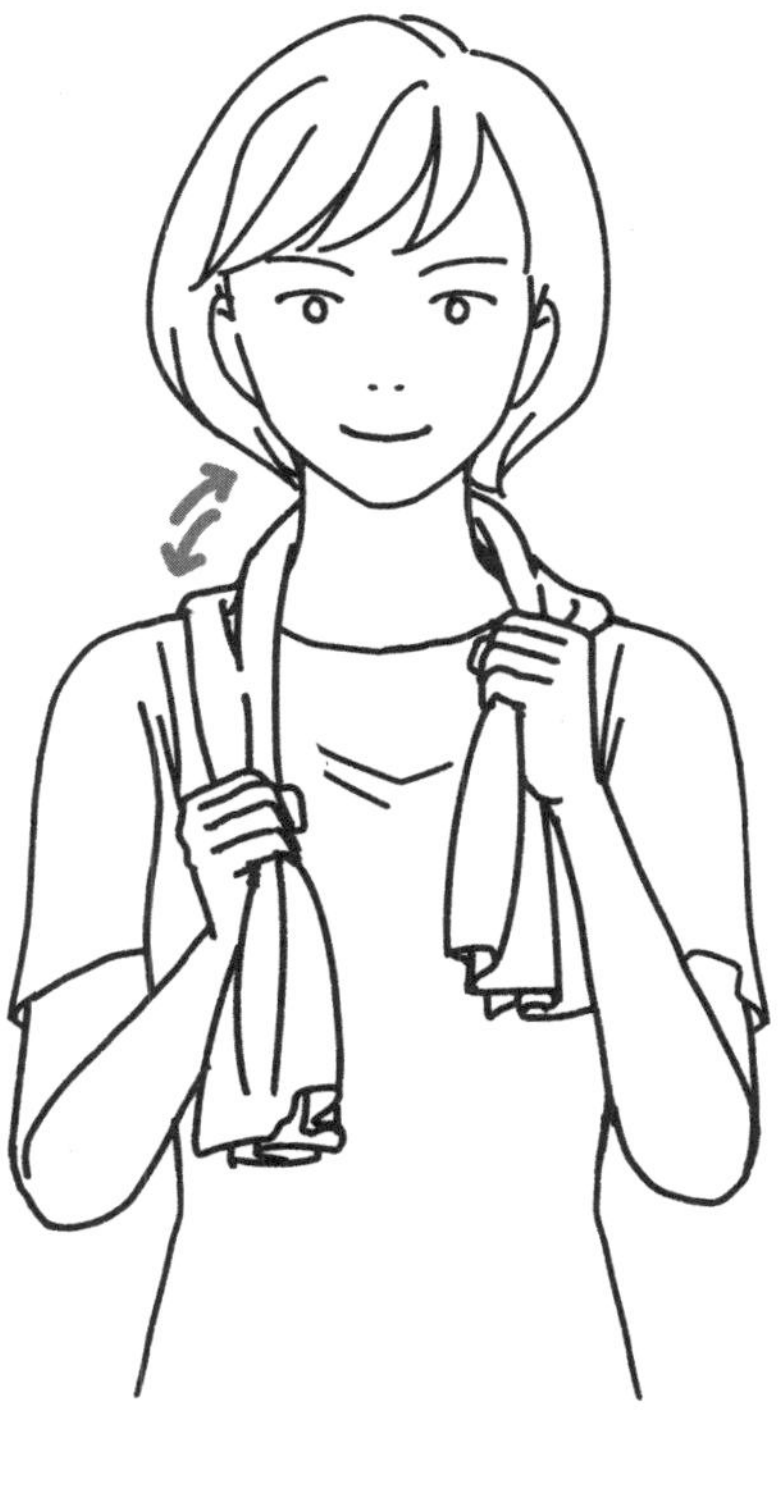

●ペットボトルを利用して浅部を刺激するケア

❶ 症状がある側の手でペットボトルなど重さのあるものを持ち、首を反対側（トラブル部位の表層が最も伸びると感じる向き）に倒す。

＊ 表層が引っ張られている感覚を感じることが大切。

❷ そのままの状態でゆっくり深呼吸を3回行う（30秒から1分くらいが目安）。

❸ 症状が出る姿勢や動きをしてみて、痛みが軽減、または痛みの部位が変化したと感じたら、58頁の表層ケアに進む。

❹ 日に3～5回、ケアを続けながら、58～65頁から何か1つ選び、トラブル解消＆予防をめざす（痛みの部位が変わったら、痛む部位をケアする）。

＊ デスクワークの人は、ペットボトルを机のそばに置いておき、90分に1度程度、座ったまま実践を！

❺ ❸で変化がないと感じる場合は50頁の表層〈深部〉のケアへ。

＊ ペットボトルは重いほどいいわけではなく、表層がよく伸びている感覚がつかめる重さに！　持ったときに肩がいからず、力を抜ける重さ。目安は1～2リットル程度。

Chapter

2

表層ケアの基本、2つのステップ

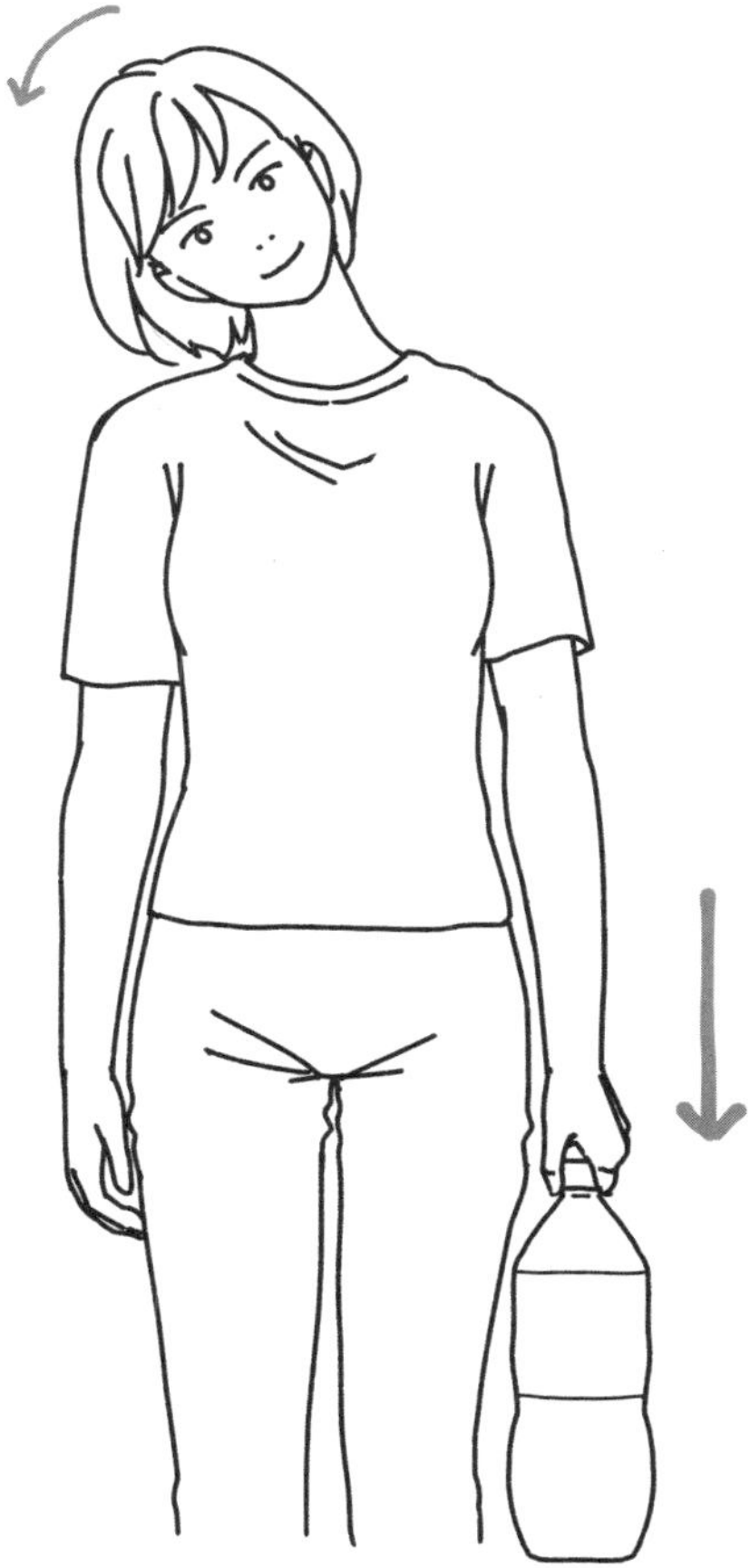

第2ステップ【表層〈深部〉のケア】

浅部のケアでは効果を感じられない場合、表層のより深い部分にアプローチしましょう。いよいよ「**つまんで治す**」を実践します！

このケア法は**言葉で表現しづらい症状、たとえば「しつこい痛み」「トラブル部位を体から外してしまいたい痛み」などを感じている人に特に有効**です。

先にも述べた通り、爪の先ではなく、指の腹でつまみます。

トラブル部位をつまむと、やさしくつまんでもとても痛く感じて、不安になるかもしれませんが、手を離した瞬間に痛みが消えるようなら深部のケアが合っているので、痛みを少し我慢してつまんでください。

手を離した後に痛みが残る場合は、刺激が強すぎです。痛みが尾を引かないように、やさしくつまむ加減を探ってみましょう。

深部をつまんでゆらす

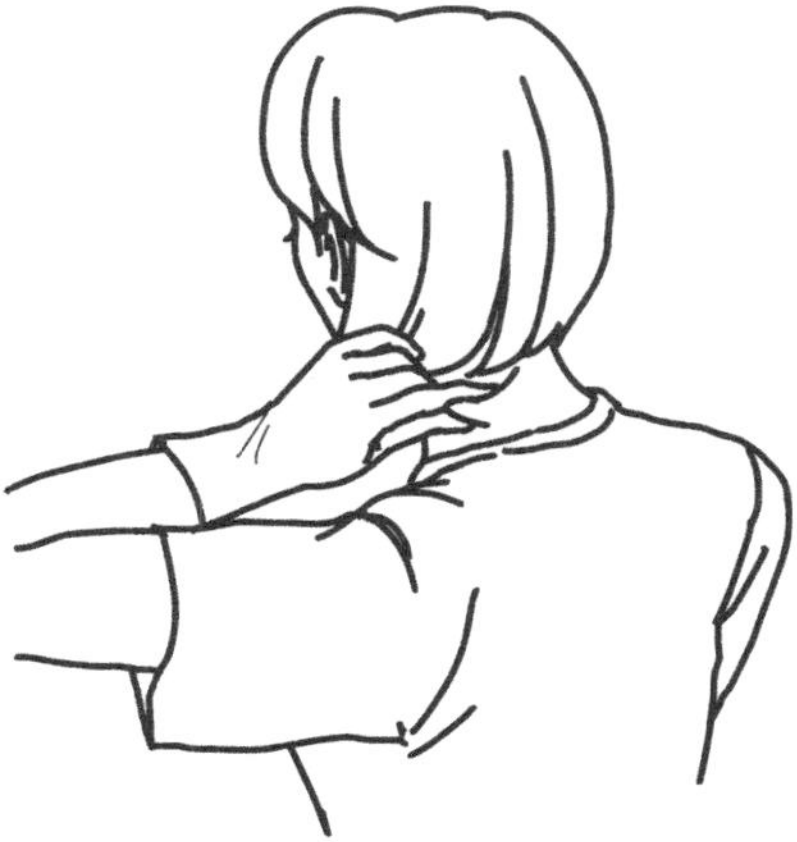

❶ 手指でトラブル部位をつまみ、前後または左右にゆらす。つまみにくい場合は、さらに少しあごを上げるとつまみやすい。手袋をつけて行うと効果的！

❷ しばらくゆらした後、症状が出る姿勢や動きをしてみて、痛みが軽減、または痛みの部位が変化したと感じたら、次の「スキンロール」などへ。

❸ ❷で変化がないと感じる場合は86頁の複合タイプのケアへ。

表層深部をスキンロール

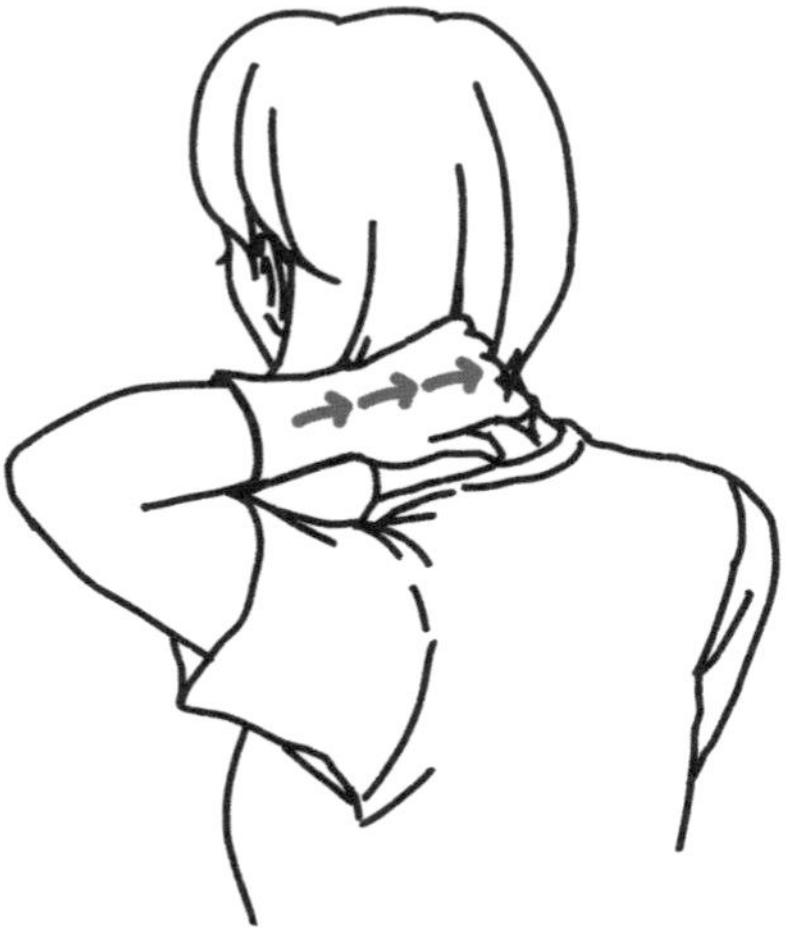

❶ 手袋をつけた手指でトラブル部位をつまんだまま、指で皮膚を這い、つまんでいる位置を少しずつずらしていく。

❷ 5回ほど、繰り返す。

動画
スキンロール

つまんだまま首を動かす

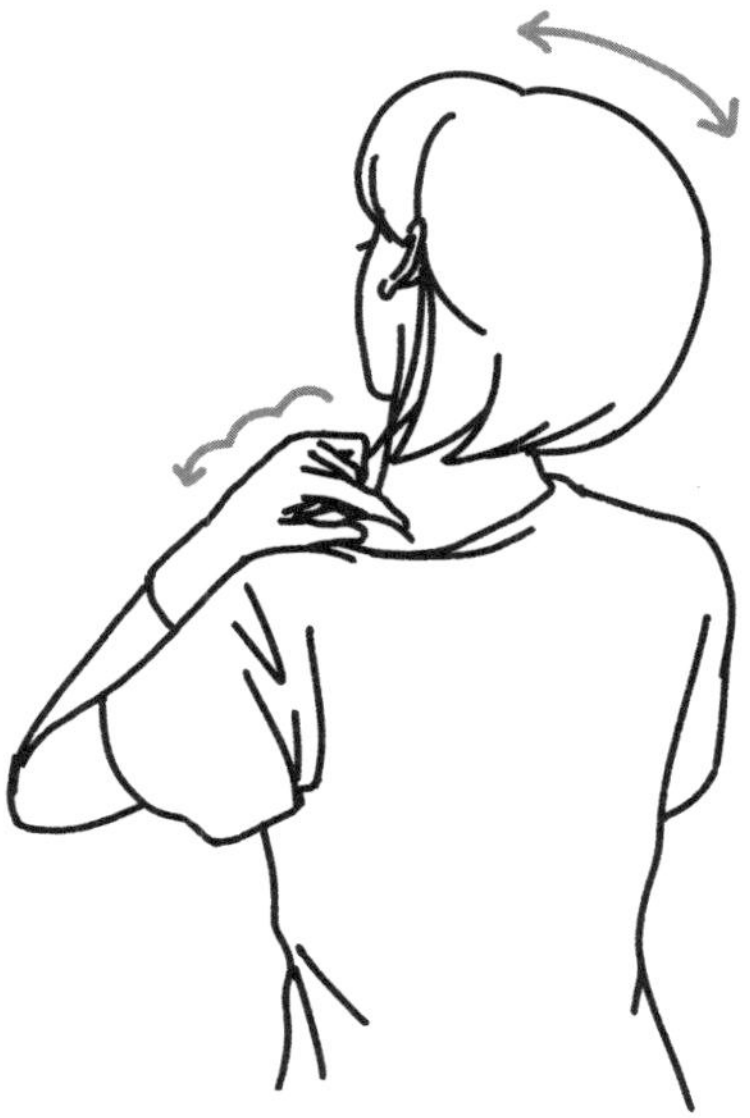

❶ 手袋をつけた手指でトラブル部位をつまんだまま、反対側に頭をゆっくり倒し、再びゆっくりと起こす。つまんだ部位が動いているのを感じながら行うが、痛みが強すぎる場合はスキンロールを行う。

❷ 5回ほど、繰り返す。

つまんだまま肩甲骨を動かす

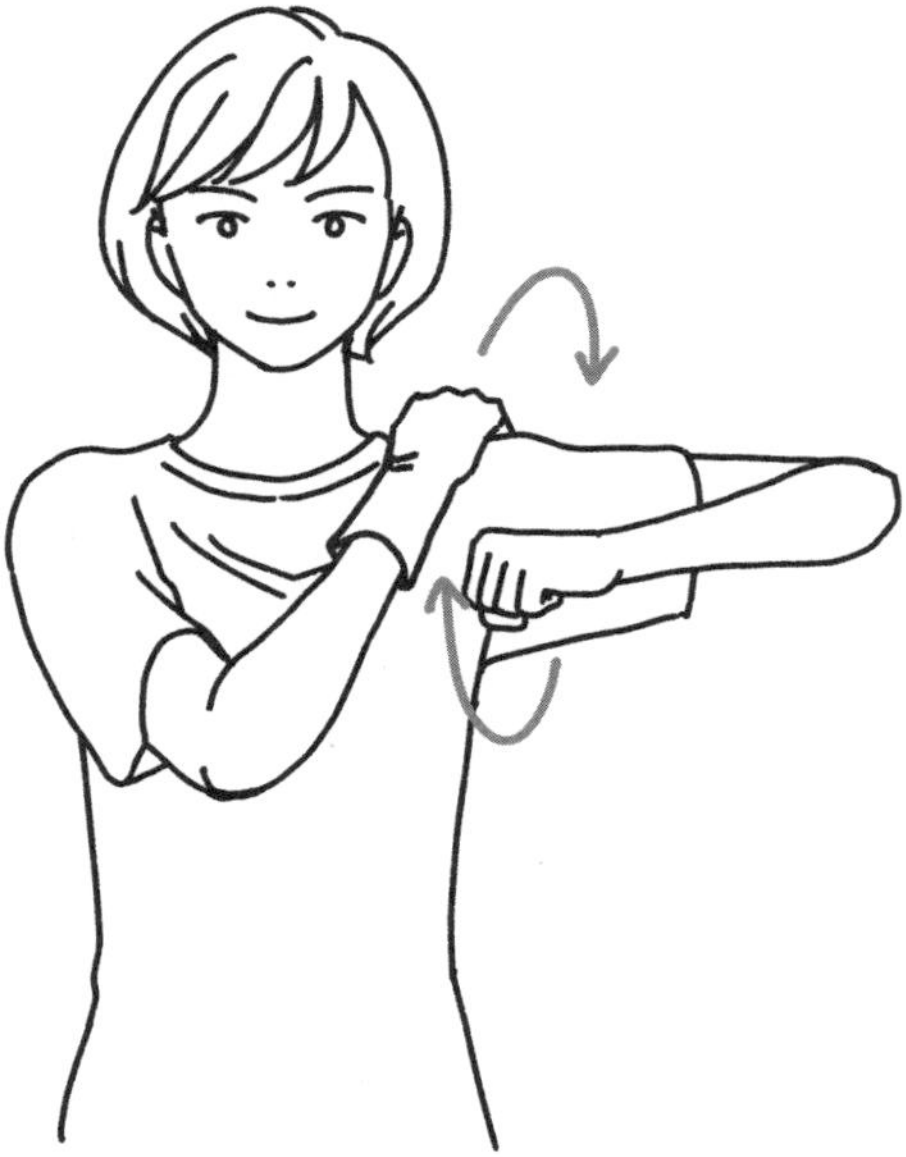

❶ これまでとは逆の手でトラブル部位をつまむ。

❷ つまんだまま、肩甲骨を動かす。痛みが強い場合は中止（または、動きを小さくする）。

❸ つまんだ部位の表層の組織が動いているのを感じながら、5回ほど、繰り返す。

Chapter 3

表層のコンディション（滑走性）を維持するケア法

肩・首こり
あるある
エピソード

1 A子さんのセルフケアとその後

巻頭14頁からの3つのエピソードは結果的に「セルフケアで症状が改善した事例」とご紹介しました。

3名のトラブル解消への道のりと、再発予防のためのケア法は、読者のみなさんにも役立ちます。ここから順にご紹介しますので、ぜひ参考にしてください。

まずはA子さんから。表層浅部ケアで症状が改善した事例です。

A子さんは仕事中だけでなく、余暇の時間も「猫背・下向き」の座位で過ごす時間が多く、肩こりのほかに「疲れ目」「二重あご」「ぽっこりお腹」も悩ましいと話していました。肩の痛みや疲れ目などの症状が特に強いのは、仕事やゲームの後と、左側から話しかけられ左を向いたときだと自覚していました。

実際に普段通りに座ってスマホのゲームをしている様子を見せてもらうと、確かに「猫背・下向き」の典型的な姿勢の崩れが目立ち、さらに頭が少し左に傾き、あごが前に出た姿勢でした。これは肩だけでなく、目に影響を及ぼす神経や筋肉にも負担をかけていると考えられました。

そこで、痛みがあるという左肩、肩甲骨の上の表層浅部をさすると、痛みの位置がやや上に移動したので、そこもさすりました。

すると「肩こり解消グッズを利用したときよりも肩が軽くなった」という実感が得られ、左を向くのが普段よりラクになったというので、しばらく自分で浅部のケアをしてもらうことになりました。

A子さんは解消グッズの代わりに、隙間時間に「さすったり、ペットボトルを利用して浅部を刺激するケア」を続けながら、次の頁でご紹介するそのアレンジ法も実践。7日後、少しずつ「肩こりがとれている」実感がもてたと報告してくれました。

そこで、すべてのトラブルの原因だと考えられた「猫背・下向き」の座位の改善についても話し合い、上半身ストレッチとノートパソコンの置き方の改善、ゲーム中の「ちょこちょこ運動」などを試みることとし、再発予防をしています(これらの方法は追って紹介していきます)。

滑走性を維持するためのケア法 1

浅部のケアと合わせて行うとよいセルフケア法を3つ紹介します。浅部をさするケアでラクになったときが滑走性を維持するケアをする絶好のタイミングですから、ぜひ3つのうち1つを選んでセットで実践しましょう。

表層浅部をさするケアは比較的、即効性があり、すぐ効果を実感する人が多いものですが、長時間は効果が持続しません。滑走不全の改善は1日にして成らず、なのです。長い時間をかけて滑走性が失われてきたので、いわば一旦ほぐれても、日常生活に戻ればまた滑走性がわるくなってしまう、と理解してください。

最初にご紹介するのは「ペットボトルを利用して浅部を刺激するケア」（48頁）のアレンジとも言えるもので、症状のある部位周辺に刺激を与えます。

エピソード1のA子さんはこの2つをセットで続けました。

滑走性キープの浅部刺激アレンジ

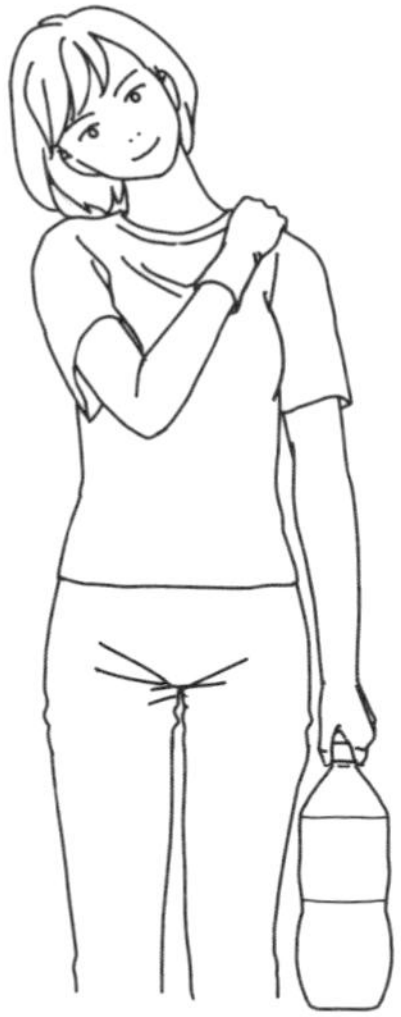

❶ 症状がある側の手でペットボトルなど重さのあるものを持つ。

❷ 反対側の手で**症状がある部位の表層を滑りがわるい方向に軽く動かして固定する**。

❸ 固定したまま、頭や首を前後左右に動かす。あえて痛みを出すのではなく、痛みを感じる手前の心地良い刺激となるように注意を。

＊表層の組織が引っ張られているのを感じながら行うことが大切。

滑走性を維持するためのケア法 2

続いてご紹介するのは、症状のある部位の周辺だけでなく、より広い範囲の表層浅部を刺激するケア法です。

表層の組織というのは全身に張り巡らされていて、つながっています。そのため、日頃の姿勢などによるダメージが広範囲に及び、広い範囲の滑走性がわるくなっている場合もあるのです。

つまり、**トラブルの症状が肩や首に出ていたとしても、それが肩や首以外の表層の滑走不全から起きていることもある**わけです。

体の不調をセルフケアするとき、「必ずしも症状が出ている部位だけに原因があるとは限らない」と思っておくといいかもしれません。

臨床の場で、特に腕や胴体の表層の滑走不全が肩首こりの原因として多いと感じています。

肩こりを自覚している人には背中や腰の上部などをつまむと、突っ張り感や痛みがある人が少なくないのです。そのような人にこのケア法をレクチャーすると、単純に「心地良い」と感じ、好む人が多いです。

そもそも多くの人が長時間、同じ姿勢を続け、運動不足・活動低下の昨今、これくらい体を動かすケア法のほうが、快感が大きいのかもしれません。

本書の編集者やイラストレーターにこのケア法を紹介したときも大好評でした。ですから、デスクワークや、ドライバーなど同じ姿勢でいることが多い仕事の人に教えてあげても喜ばれるでしょう。

ただし、肩首こりのケアとしては地味でも大切な〝さするケア〟と必ずセットで実践してください!

広い範囲の滑走性の改善&キープ法

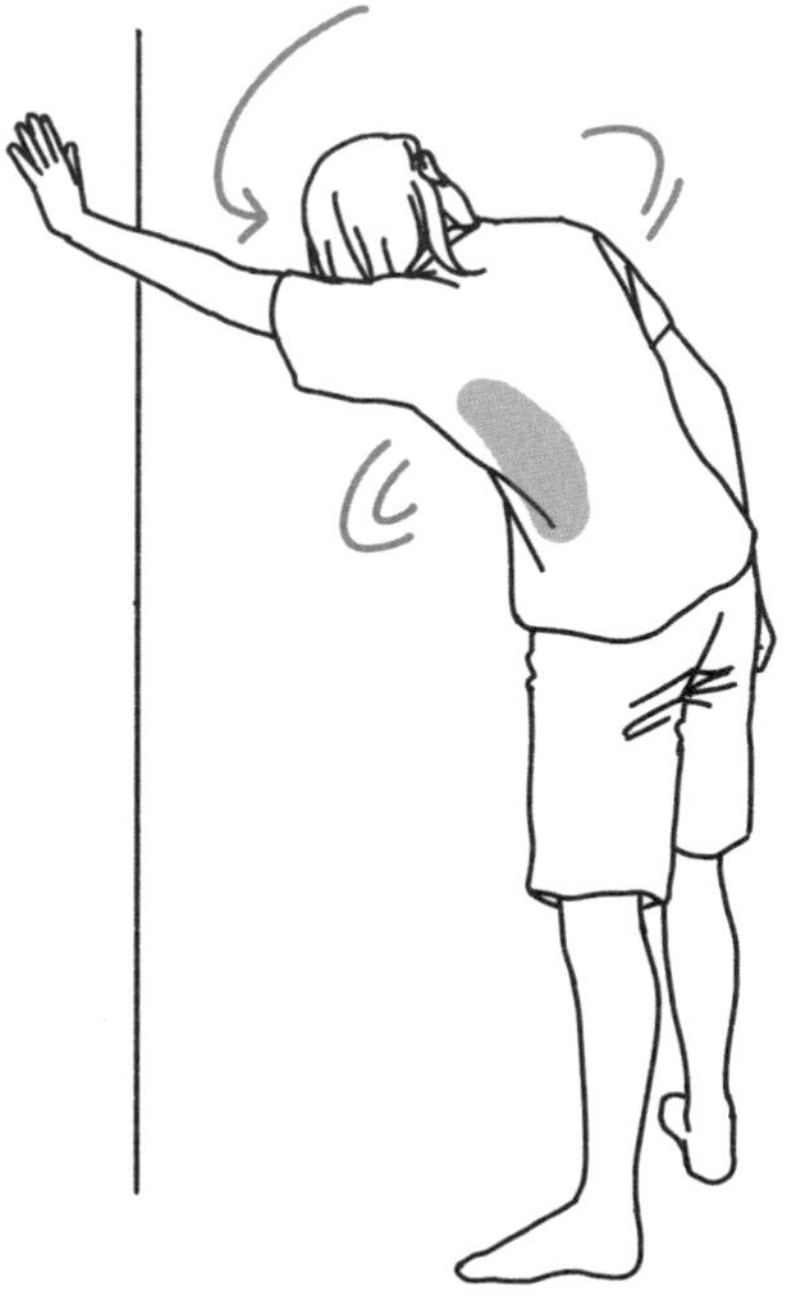

❶症状がある側の手を壁につき、少しかがむ。

❷壁から手を離さないで、上体を外側と内側、交互に向けてひねる。

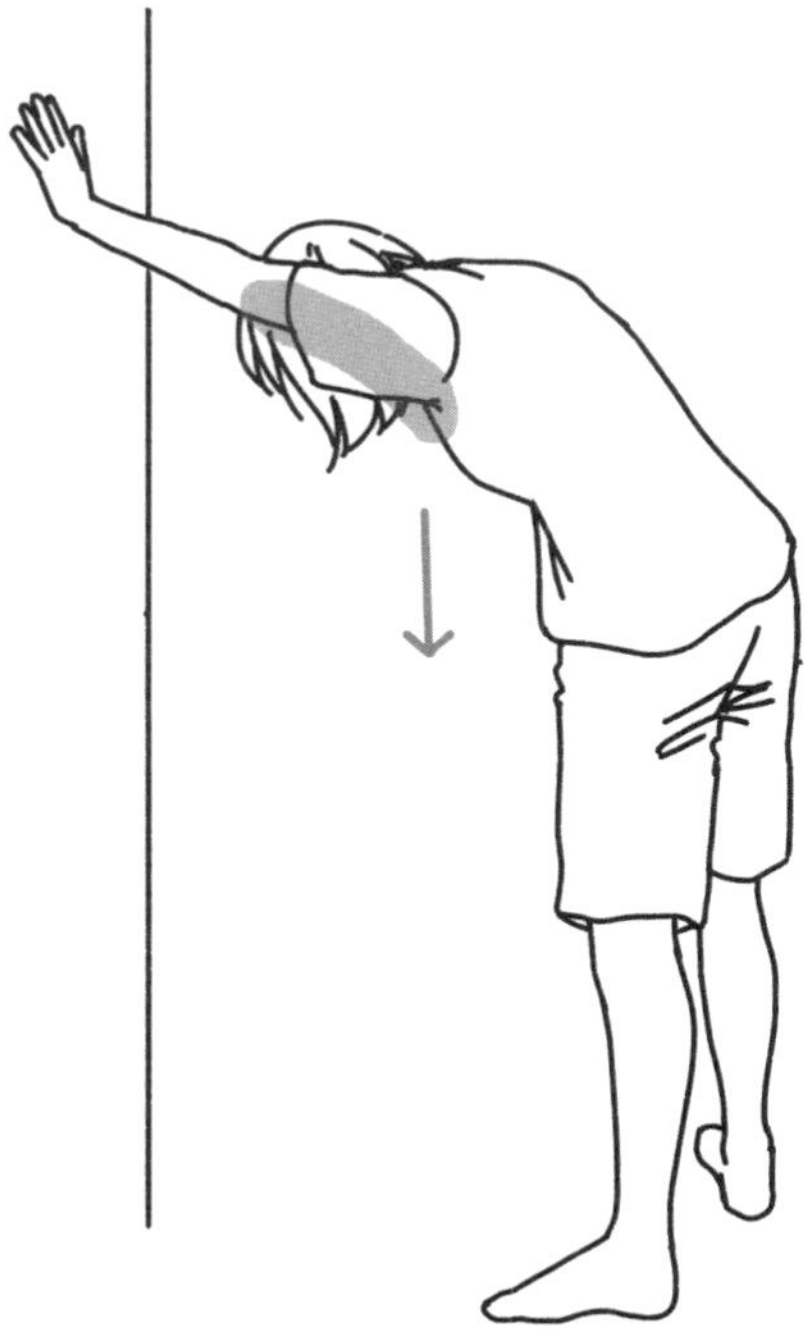

❸続いて下を向き、胸を床に近づけるようにして腕から脇の下を伸ばす。

＊表層が引っ張られているのを感じながら行うことが大切。
＊腕や脇の下、肩甲骨の下から背中にかけてなど、引っ張られる部位を変更して、最も効果的なところを探す。

滑走性を維持するためのケア法３

次は、上半身の柔軟性を高めるストレッチです。ニュートラルな姿勢から腕を上げて行い、体をニュートラル姿勢&運動に慣らしましょう。

簡単な運動ですが、最初は腕を上げるのも一苦労という人もいるかもしれません。胸を左右に倒しますが、右には倒せるが、左は無理。またはその逆、などという場合も多いと思います。しかし本来の柔軟性が保てていれば、そんなことはないはずなのです。**ストレッチしながら、自分の体の問題点にぜひ気づいて**みてください。

痛みが出るほど無理するのはNGですが、ストレッチできていて、イタ気持ちいいと感じる程度に伸ばすのはOK！　実践後に痛みが残る場合は刺激が強すぎます。また、呼吸は止めずに行いましょう。

続けていると、表層浅部への刺激にもなり、滑走性の改善と同時に、肩・首・腕・胴体のしなやかさがアップし、可動域が広がります。

上半身ストレッチ法

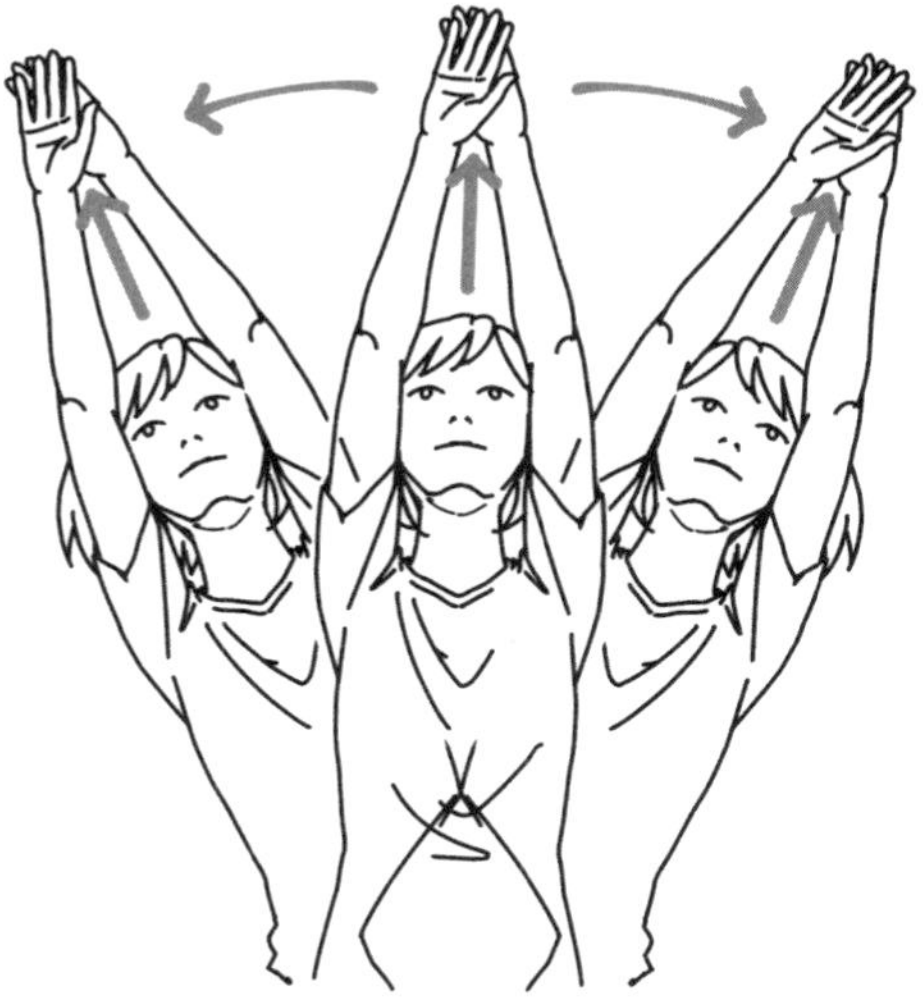

❶ニュートラルの姿勢で腕を上げ、大きく息を吸う。ゆっくり息を吐きながら胸を横に倒す。

❷息を吐ききったら、息を吸いながらもとの位置に戻り、続いてゆっくり息を吐きながら胸を反対側に倒す。

❸5往復ほど行う。左右どちらに倒すとき硬く感じるかなど、自分の体の状態をチェックしながら行うことが大切。

＊倒したとき、反対側の表層が伸びている感覚を感じながら行う。

肩・首こり
あるある
エピソード

2 B美さんのセルフケアとその後

続いてB美さんは表層深部ケアで症状が改善した事例です。そのトラブル解消への道のりと、再発予防のためのケア法を紹介しましょう。

肩首こりで頭痛を伴うことは決して珍しくありません。自分では「肩首こりがあり、頭痛もちでもある」と分けて考えている人もいますが、この2つのトラブルはセットで起きていることが多く、その場合、的確なセルフケアをすることによって肩首こりと頭痛の両方が解消できます。

ちなみに、B美さんの場合、若い頃からテストや仕事でストレスが強い時期などに「**緊張型頭痛**」を起こすことがよくあったそうです。「緊張型頭痛」は身体的・精神的ストレスが脳や神経に影響して起こると考えられていて、現代にはとても多い頭痛のタイプとされています。長年、そのような頭痛もちの人の場合、首筋の表層の滑走不全に加え、頭部の表層の滑走不全も起きている場合が多いです。

最初に試みた首筋の表層浅部をさするケアではあまり効果を感じてもらえませんでした。痛みがややラクにはなったものの、カイロを当てているほうがいい、とのこと。そこで深部ケアに切り替え、セルフケアも始めてもらいました。

B美さんは51頁で紹介した「つまんでゆらす」「スキンロール」「つまんで首・肩甲骨を動かす」フルコースを1日3回、隙間時間を見つけて実践。より広範囲の滑走不全対策として、症状のない側にも同じケアをしたそうです(これは左右差を起こさないために大変いい工夫です!)。10日後、「首を動かすのがとてもラクになり、頭痛もなくなった」と実感を報告してくれました。

実は、B美さんにはおまけで頭痛が起きやすい人向けの「頭部の表層(深部)」ケア法を3つ伝え、いずれか1つをフルコースとともに試すことを勧めていました。

B美さんは3つとも気に入ってくれ、その日の気分次第でどれかを選び、フルコースとセットで続けて、コンディションを保っています。「セルフケアの時間はとてもリラックスできる。頭が痛いとキレイな花を見ても、手芸の創作イメージにつながらなかったが、いまは創作意欲が増した」と話してくれました。

その3つの方法を次の頁から紹介します。

頭痛が起きやすい人のケア法 1

B美さんにおまけで伝えた「頭部の表層（深部）」の滑走不全を改善する3つの方法をご紹介します。いずれも頭痛を引き起こす表層の組織や神経周囲の血行を改善し、頭痛を緩和するケア法です。

これら**頭痛解消のためのケア法で、しつこい肩こりが解消する人も**います。肩のトラブル部位へのケアではあまり効果がなかったので、試しにトライしてもらったところ、思いがけず劇的な効果が見られたという人がいたのです。

先にも述べた通り、表層は全身でつながっているため、頭部の滑走不全が肩首のトラブルにつながっていることもあるのです。ですから**頭痛がない人も、やってみて「いい！」と感じたら、続けて**ください。

手袋をしたほうがつまみやすい場合は、手袋を着用して行いましょう。

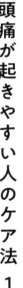

Chapter

3

表層のコンディション(滑走性)を維持するケア法

最初にご紹介するのは、首の付け根から首筋の深部を効果的に刺激する方法です。これまでと違い、両手で首筋をはさむようなイメージで表層をつまみます。

とはいえ、この部分は頭を支える筋肉が発達しているため、表層が厚く、とてもつまみにくいです。ニュートラル姿勢で遠くを見るといくらかつまみやすいでしょう。奥歯を噛みしめないように気をつけながらやってください。

下を向くと首筋が張ってつまみにくいですが、浅部が伸びた状態で深部をつまめるので、深部に刺激がより入り、ケアを続ければ1週間程度でよくつまめるようになります。

後頭部の深部つまみ法

❶ 両手を首の後ろに回し、指をそろえ、指の腹で首筋をはさむようにつまむ。最初につまむ位置は中央から指2、3本分トラブル側が目安。

* つまめるようであれば片手で行っても構わない。どちらか効果的な方法を選択する。

❷ つまんだままあごを左右に振る。

* つまんだ部位の表層の組織が動いているのを感じながら行うことが大切。

❸ つまむ位置を徐々に中央へずらしながら、それぞれの位置で❷を行う。

Chapter

3

表層のコンディション(滑走性)を維持するケア法

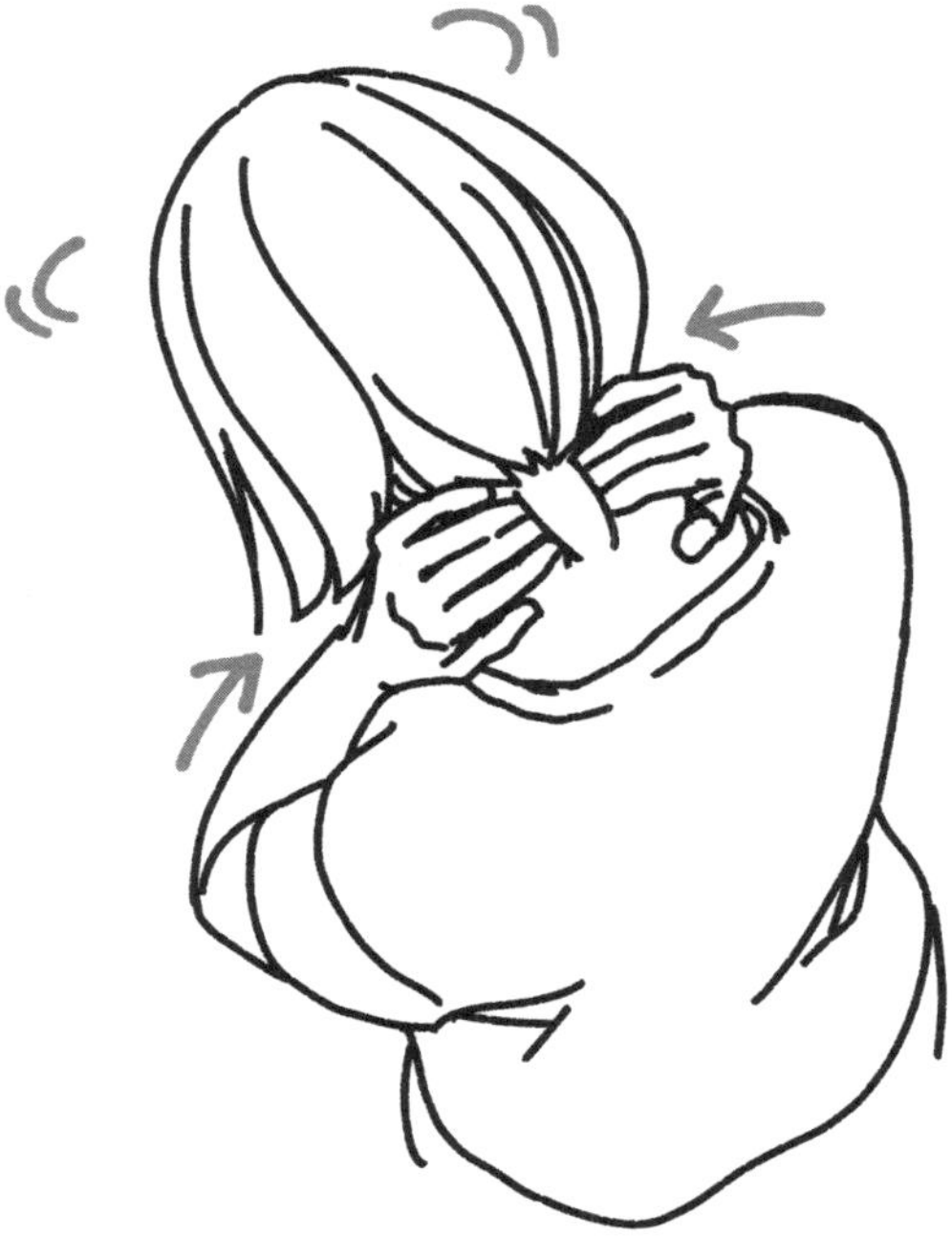

頭痛が起きやすい人のケア法 2

続いて、見落とされやすく、思わぬところに原因がある頭痛に対処するケア法をご紹介します。それは「噛みしめ」です。無意識にも**奥歯を噛みしめてしまうクセがあり、それが原因で頭痛を起こしているケース**は少なくありません。

ストレスや緊張が強い毎日で、そのようなクセがついてしまっている場合、頭痛をとるケアでつらい症状を1日も早く改善し、過度なストレスや緊張から解放されるよう、ライフスタイルを見直す必要もあるかもしれません。

ケアはあごの関節（顎関節）の表層をつまんで行います。この部分は脂肪組織が豊富にあり、つまみにくくはありませんが、比較的痛みを感じやすい場所です。

日頃、噛みしめが強い人ほどつまむと痛みが強く出ます。ちなみに私はこのケア法でかなり目覚めが良くなりました。歯ぎしりによる噛みしめの影響だと考えていて、その後も毎日ケアを継続しています。いまはどんなにつまんでも痛くありません。

Chapter
3
表層のコンディション(滑走性)を維持するケア法

あごつまみ法

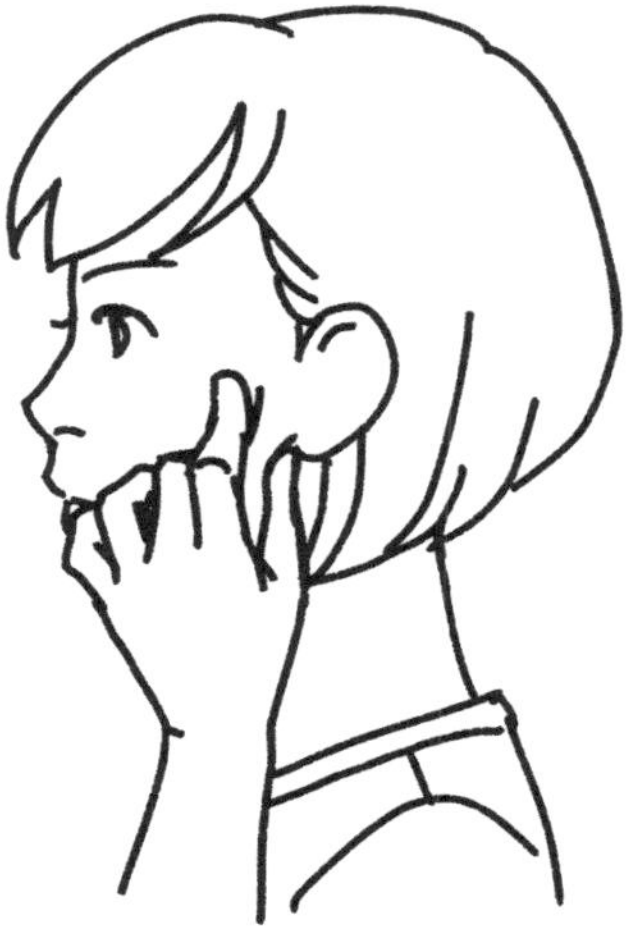

❶ 顎関節が存在する、耳の穴の横のすぐ下をつまんでゆらす。

＊ 奥歯を噛みしめないように注意してケアを！

＊ 少しずつ場所をずらし、最もつまみにくい場所をつまみ、ゆらす。

❷ つまんだまま口を動かす。

＊ 関節が動くことで、表層の組織に刺激が伝わるのを感じながら行うことが大切。

＊ これは左右ともに行うのがおすすめ。

頭痛が起きやすい人のケア法 3

もう1つ、**現代に多い頭痛をまねく原因に「頭皮の血流の悪化」**があります。頭痛がなくても、頭皮の血流改善のケアは気持ちよさを重視するので、定期的に行うとリフレッシュできていいケア法です。

顔の表情をつくる筋肉の前と後ろをつなぐ頭頂部を大きくつまんで、ゆらします。「心地良い刺激を入れる」と思って、リラックスして行いましょう。軽く口を開けると、自然に力が抜けます。

お風呂で**シャンプーするとき、合間に行うのが手軽**です。血流量の改善に加え、頭皮を柔らかくして、毛髪の成長を助ける効果も期待できるかと思いますので、髪が痩せてしまうなどの悩みがある人も、ぜひ試してみてください。

最近流行っているヘッドスパも同様のケアになりますから、体験してみるのもいいですね。

頭頂つまみ法

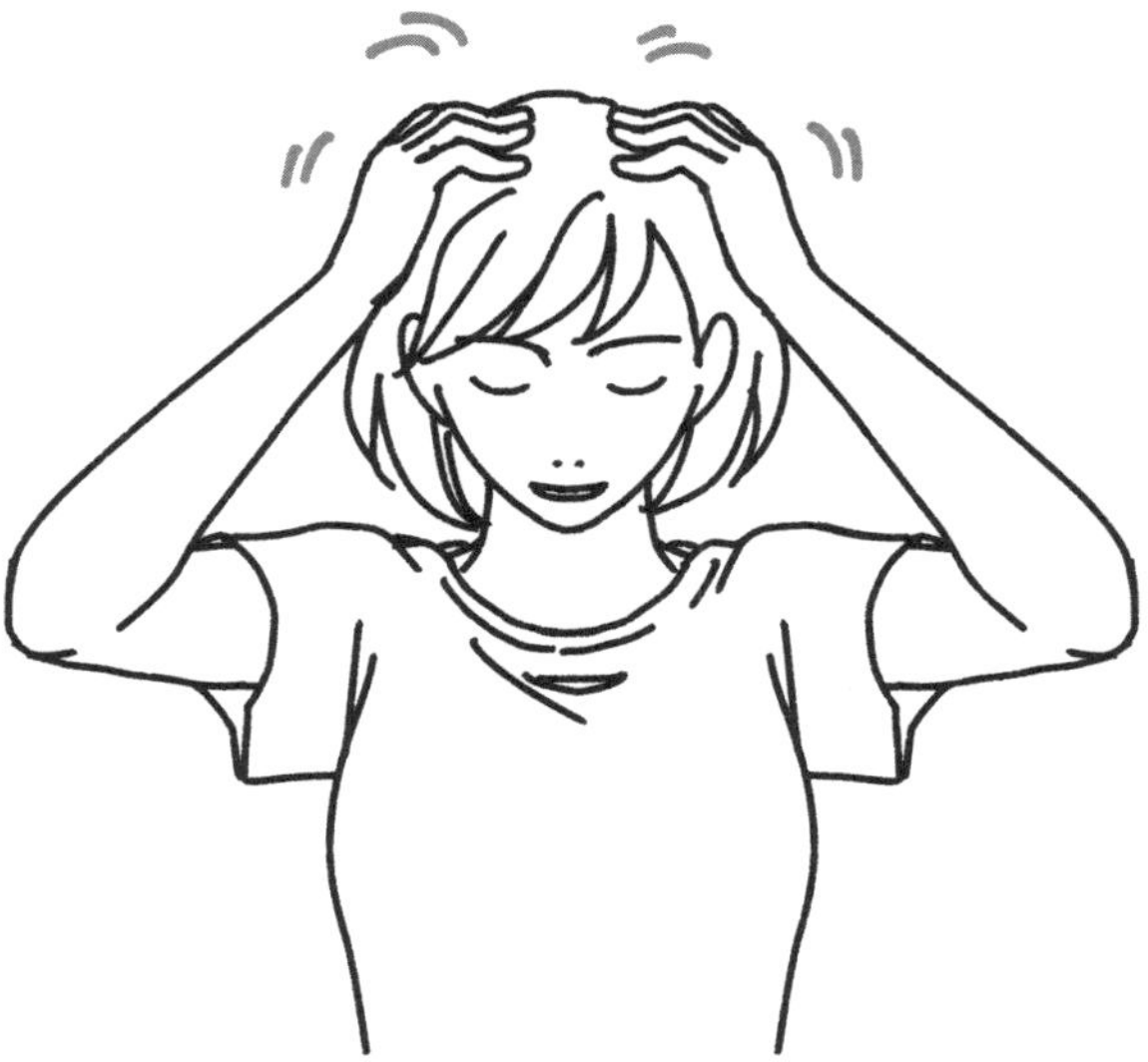

❶ 両手の指の腹で頭頂部を大きくつまんで、ゆらす。

＊ 頭頂部の最上部は、左右の指の腹を使って真ん中に頭皮を寄せ集める感覚で行うと効果的！

＊ 心地良い刺激を入れる。手が疲れないように注意を！

頭痛ケアのアレンジで、同時に姿勢を正す！

70頁から紹介した3つのケア法（後頭部の深部つまみ法、あごつまみ法、頭頂つまみ法）のうち、最も自分に合っている（効果がある）と思うものを1つ選んで続けるとき、一石二鳥で姿勢を整えるケア法があります。

ニュートラルな姿勢で行う深呼吸を加えて、ケアを行います。

この組み合わせのケアで肩こりがさらに改善する人もいます。頭痛がない人でも、やってみてよかったら続けてみてください。

頭から肩、肩甲骨の周辺までいっぺんにケアできるので、コーヒーブレイクを終えて仕事を再開する寸前や、夕飯の支度にとりかかる直前など、ちょっとした隙間時間にこれをする、と決めておくのもいいですね。

こうしたちょこちょこ運動が、運動不足や活動低下などから起こる滑走不全を防いでくれます。

組み合わせのケア法

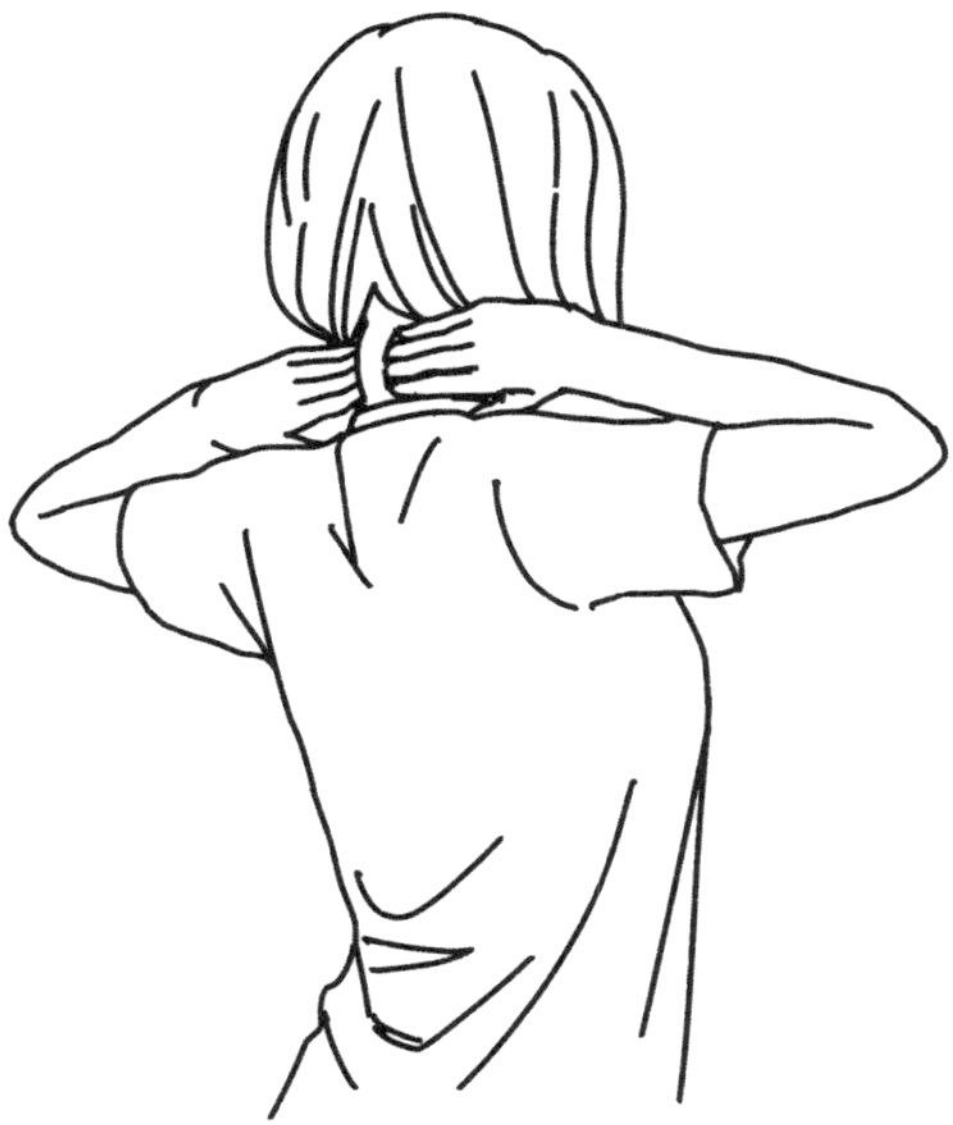

❶ 首筋・顎関節の上・頭頂部のいずれかをつまんだまま、息を吸う。このとき、胸と腕を広げて肩甲骨を寄せる。

＊ 胸の前側の表層が伸びているのを感じながら行うのがポイント！

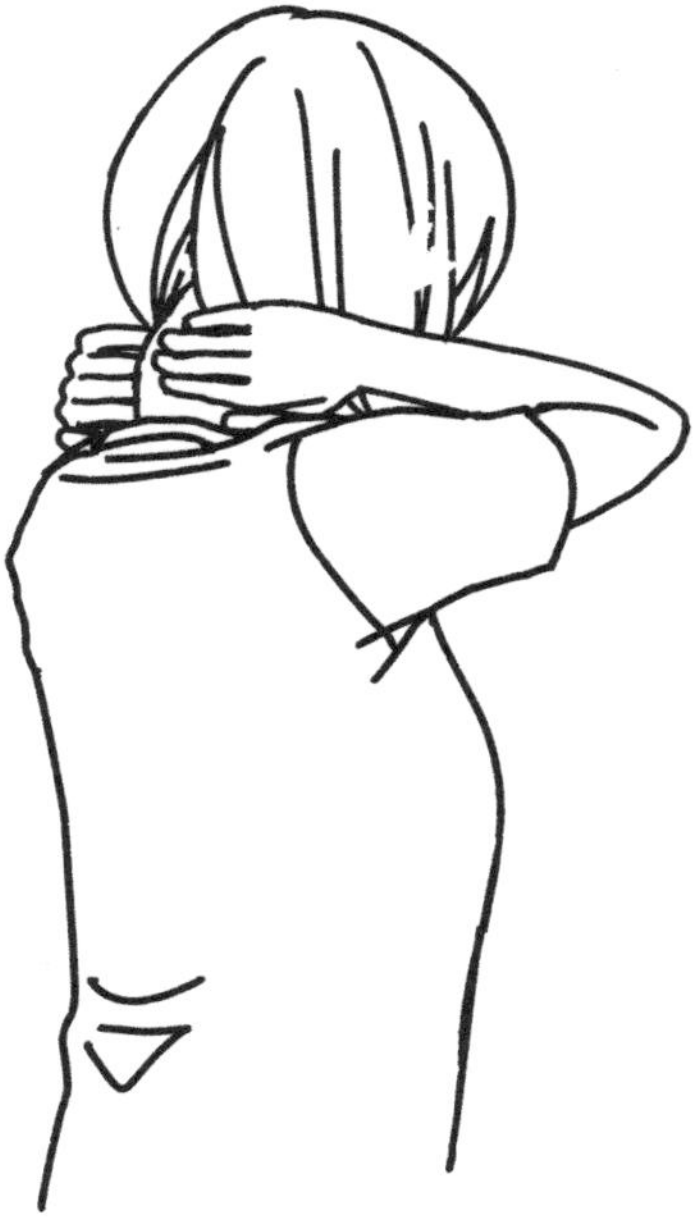

❷続いて、息を吐きながら両肘を近づけ、肩甲骨を背骨から引き離す。

＊背中を少し丸めるようにして、背中の表層が伸びているのを感じながら行うのがポイント！

Chapter 4

表層＋筋肉や関節のケアが必要ながんこなこりとは？

肩・首こり
あるある
エピソード

3 C夫さんのセルフケアとその後

エピソードの3人目、C夫さんの肩こり解消の経過を紹介しましょう。C夫さんは表層ケアに加え、表層の奥にある「筋肉のケア」で症状が改善した事例です。本章では、表層ケアに「関節のケア」を加えると良いケースと併せて紹介します。

C夫さんの肩こりは、ご本人が苦笑しながら「30年もの」と揶揄《やゆ》するだけあって、相当にがんこでした。

「もう肩首のどこがこっているというより、全体が強張っていて、ずっとムズムズしている」。そうおっしゃったので、肩や首に触れさせてもらうと、いわば〝バリ硬〟で、腕も伸ばして上げられません。明らかに強固な滑走不全状態で、表層浅部のケアは「焼け石に水」でした。

普段の動きでは、右を向くのが特につらいということだったので、右肩の首筋から肩甲骨の間を起点に深部のケア法のスキンロールを肩全体に施しました。すると、「マッサージでぐいぐいもんでもらった後よりは軽くなった気がする」ということで、しばらくセルフケアでスキンロールをして、様子を見ることに。腕が上がらないC夫さんが自力でケアするのは難しいので、奥さんにやってもらうようにアドバイスしました。C夫さんほどのバリ硬の人をケアすると大いに痛がるため、大抵の奥さんはうっぷん晴らし（?!）になるので、嬉々としてケアを手伝ってくれるようです。

2週間後、毎日スキンロールを続けた結果、症状はやや改善し、触った感じも〝硬め〟程度に改善していましたが、まだすっきりしていません。

そこでC夫さんに「現時点で最も問題が残っているのはどこですか？　触って示してください」とお願いすると、「このあたり」と手のひらを右の首筋と肩甲骨の間に当てます。C夫さんがずっとつらいと思ってきた部位です。

実は、この質問に対して「どこをどのように示すか」で、表層の下の筋肉に問題があるのか、*関節に問題があるのかを絞り込むことができるのです。

詳しくは後ほど説明しますが、C夫さんの示し方は「表層の下の筋肉に問題がある人」の典型的な示し方でした。結果、C夫さんは「表層の滑走不全とその下の筋肉（トラブルエリアは下部）に問題がある複合タイプ」ということがわかりました。

そこで筋肉の問題に対するストレッチ法（102～109頁で紹介）をお伝えし、やってみて最も気持ちがいいと感じたという「**肩甲骨を含めた僧帽筋下部のエクササイズ**」を日々のケアに取り入れてもらいました。

スキンロールも継続です。さらにC夫さんは起床時と就寝前、「胸ストレッチ」（104頁）も続けたそうです。

するとその後、薄紙をはがすように症状が緩和し、徐々に体を動かすことが苦ではなくなったということで、ラジオ体操とウォーキングも開始。3カ月が過ぎ、「セルフケアを続けていれば、前のようにつらい思いをすることはもうなさそうだ」と自信をもち始めています。

＊註：正しくは筋と筋の間の滑走不全を指しますが、本書では簡易的に筋肉と表現します。

ケアのテーマはしなやかさの改善！

表層の滑走不全を改善するケアを行っても症状が解消しない場合、表層の奥の筋肉や関節になんらかの問題が生じている可能性があり、体のさまざまな部位の可動域も狭くなり、簡単に言えば「動かない体」になっていると考えられます。人間も〝動物〟ですから「動かない」のは大変危険。怪我や事故も起こりやすいと思ってください。

表層の滑走不全を改善するケアを続けながら、筋肉または関節のトラブルに対するケア法を加えて、可動性を高め、本来のしなやかさを取り戻しましょう。

誰にとっても〝しなやかさ〟が活動するうえでの土台となるのです。筋肉か関節か、問題箇所にあたりをつけて、複数例の中から好みのケア法を選んで実践してください。

セルフケアを続けていると体が変化してきますし、飽きることもあるので、そういったときは別のケア法にトライして、なんらかのケアを続けることが肝心です。

では、問題箇所を探る前に、体の可動域の状態を確認して進みましょう。

・しなやかさチェック

C夫さんのように柔軟性を失って、可動域が狭くなっていないかどうかを、簡単にチェックしてみましょう。

両ひじを伸ばして、バンザイができますか？

そのとき、バンザイした腕を耳に自然とつけられますか？

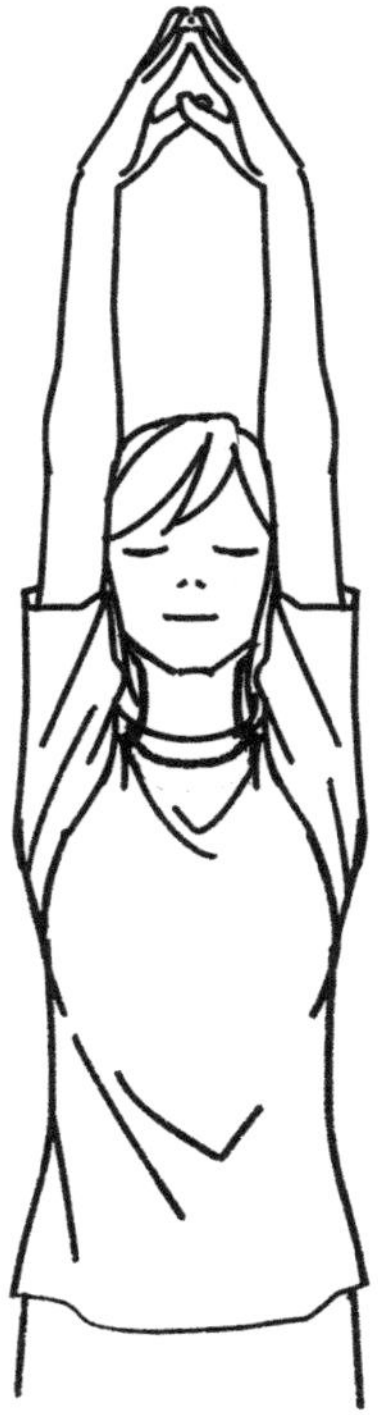

Chapter

4

表層＋筋肉や関節のケアが必要ながんこなこりとは？

続いて、深呼吸をして息を止めた状態で、あごを胸につけられますか？

しなやかであれば、どちらもできるはず。できなかったら柔軟性を取り戻すセルフケアが必要です！

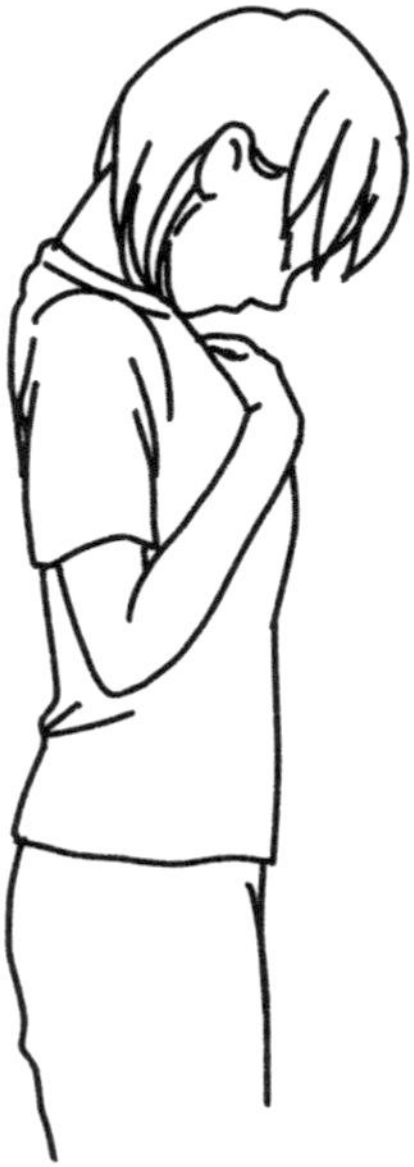

筋肉か、関節か、問題を見極めよう

柔軟性を奪い、可動域を狭めている原因がどこの筋肉にあるのか、または関節にあるのか、見当をつけてケアに進みましょう。問題部位は左頁の図の通り、上部または下部で分けて考え、それぞれ適したケア法の中から選んで実践していきます。

先にも述べた通り、**最も問題があると感じているのはどこか触って示せば、その場所と示し方で問題を絞り込むことができます**ので、実際にやってみましょう。

問題があると感じている場所は上部ですか？　下部ですか？　また、示し方は「手のひらを当てる＝面で示す」、「指差す＝点で示す」のどちらでしょうか。

面で示すタイプの人はその部分（上部または下部）の筋肉に問題があり、点で示すタイプの人はその部分（上部または下部）の関節に問題がある場合が多いです。日頃、不快感が広範囲にあると面か点かわかりにくい場合もあるかもしれませんが、自分の感覚を信じて選び、やりやすくてラクになるケア法を探していきましょう。

問題部位の範囲（エリア）

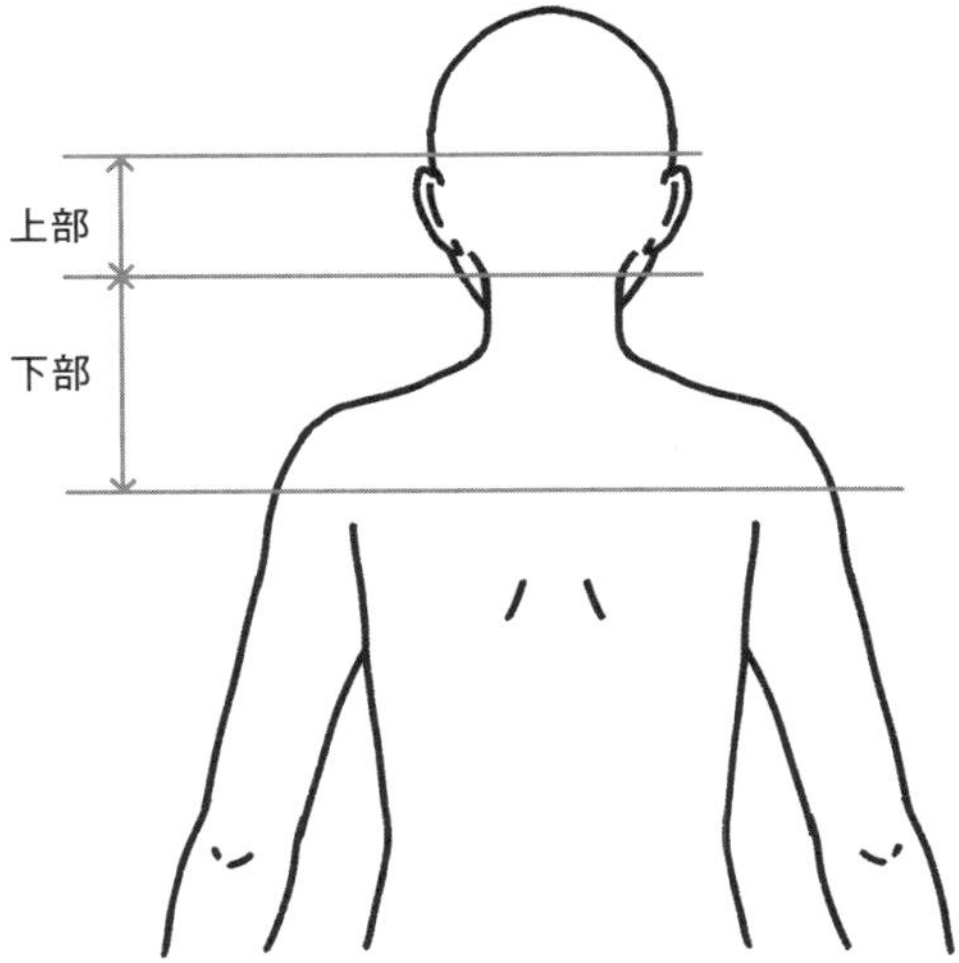

筋肉か、関節かの絞り込み

症状の部位を示す。「手のひらを当てる＝面で示す」タイプか、
「指差す＝点で示す」タイプかで筋肉の問題か、
関節の問題か、絞り込む。

上部筋肉に問題がある人の示し方

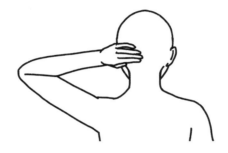

下部筋肉に問題がある人の示し方

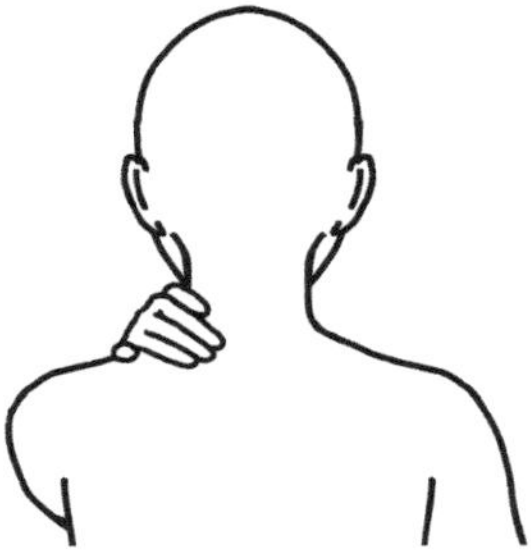

上部関節に問題がある人の示し方

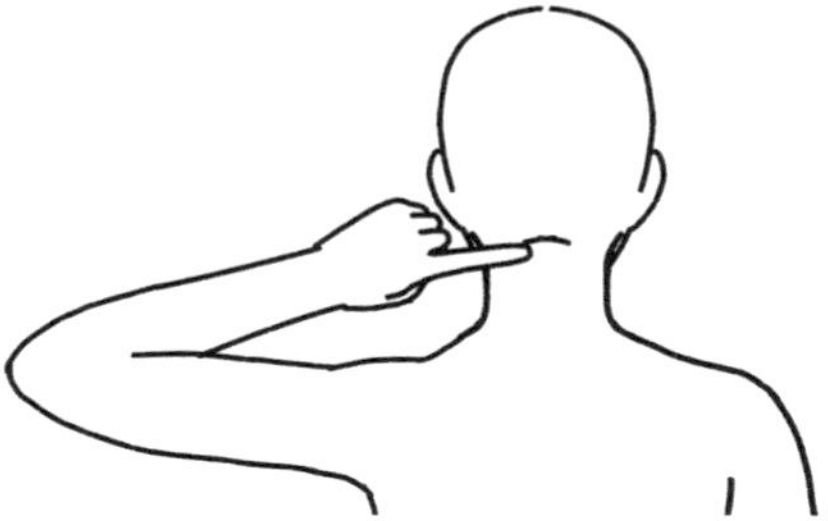

下部関節に問題がある人の示し方

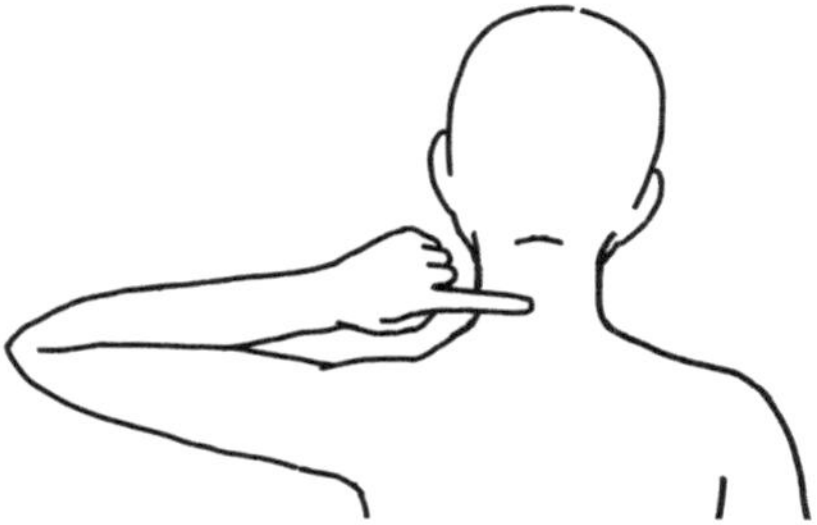

上部筋肉にこりの原因があるタイプのケア

表層の滑走不全と同時に、**上部筋肉になんらかの問題があり、肩首のトラブルを悪化させている可能性が高い人**が、表層のケアと組み合わせて行うとよい4つのケア法をご紹介します。

最初は試しに4つやってみて、ご自身で最も効果があると感じるケア法を1つ選び、表層のケアと一緒にしばらく続けてみましょう。

このタイプの課題は、**あごが前に出た姿勢の改善**。専門的に言うと「後頭下筋群」の柔軟性を回復させ、弱った「頸部屈筋群」の強化で、平たく言うと日頃の姿勢や体の使い方などによってガチガチに強張っている筋肉をほぐし、頭や首を支えるために必要な筋肉をはたらかせることです。指を筋間（筋肉と筋肉の間）に入れてゆらすようにやさしく動かしましょう。「ほじる」感じでやってみるのがポイントです。

これらのケア法は、会議や読書など、何かに集中して疲れを感じたときにもお勧めの方法ですから、肩首のトラブルがない家族や友人が疲れを訴えたときなどに教えてあげても喜ばれます。

上部筋肉に問題がある人の示し方

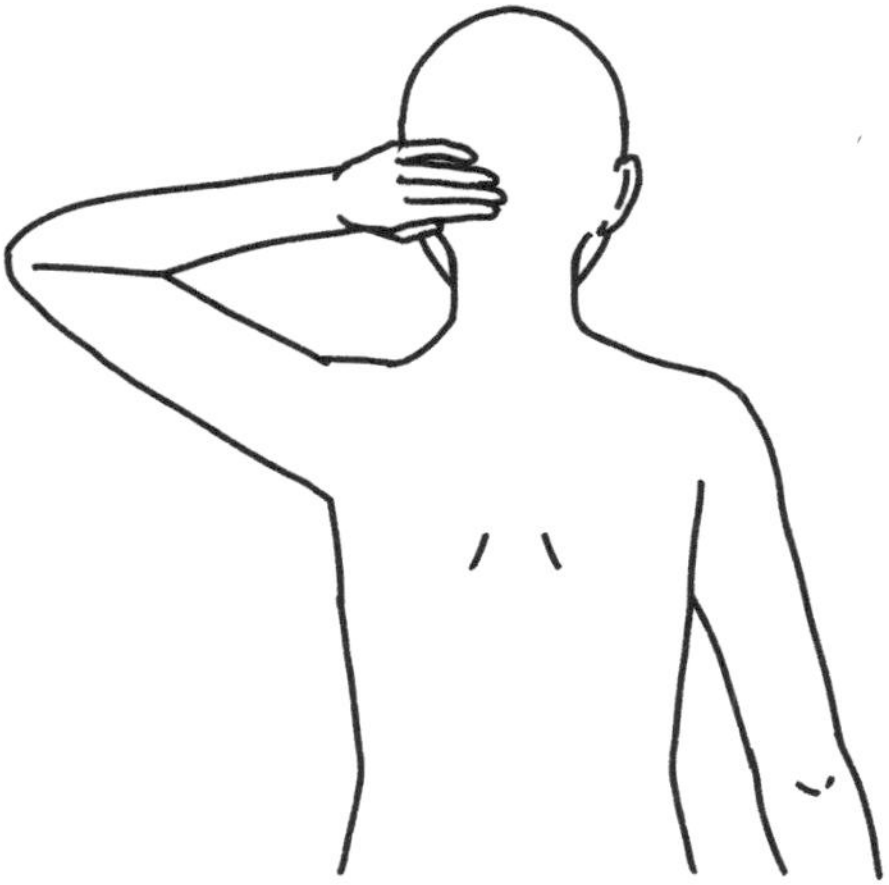

「問題があるのはどこ？」の問いに、こんな風に示す！

後頭下筋群ほぐし

❶ 耳たぶの裏に親指を当て、首の後ろに向かって親指をずらしていくと、親指がズボッと皮膚に入る場所がある。そこに親指を当て、奥まで入れる。

❷ 同じ手の人差し指と中指でうなじをつまむと、親指・人差し指・中指で筋肉をはさむことができる。この筋肉が後頭下筋群。

❸ 3指で症状のある後頭下筋群をほじくり出し、左右にゆさぶる。

❹ さらに3指の位置を上下にずらし、もみほぐす。最も効果が実感できる部位が特定できても、症状が出る場所が移動することがあるため、場所の確認をしながらケアする。

* 手袋をしたほうがつまみやすい場合は、手袋を着用して行う。
* ニュートラルな姿勢で後頭下筋群がつかみにくいときは、やや視線を下げて行う。
* 後頭下筋群の太さは概ね指3本分程度。加齢によって薄くなる。

Chapter

4

表層＋筋肉や関節のケアが必要ながんこなこりとは？

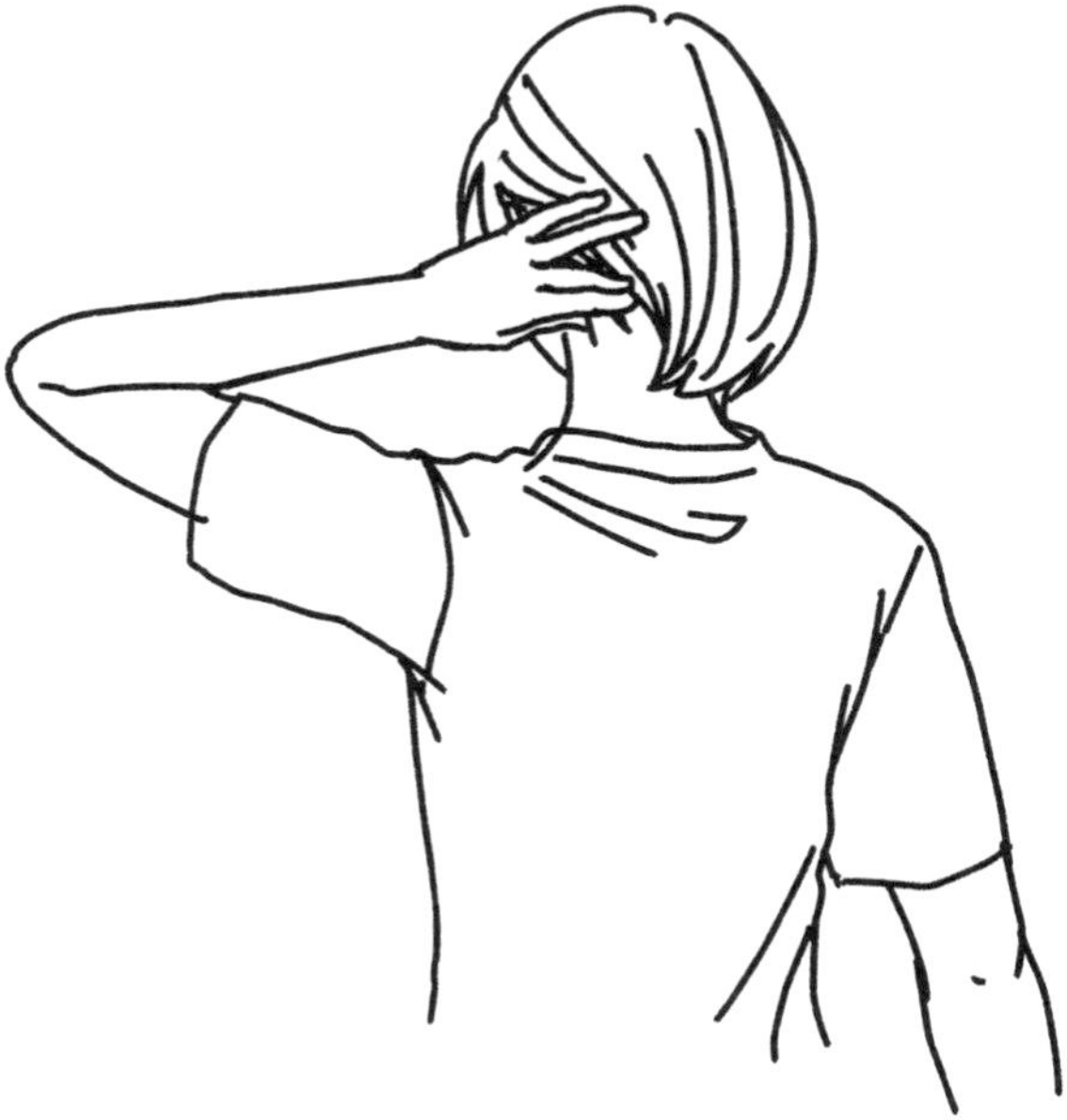

後頭下筋群ストレッチ

❶ あごが引きやすいように後頭部に棒状に巻いたタオルを当て、横になる。

❷ あごを引き、症状のある後頭部の筋肉が伸びているのを感じながら30秒から1分間、伸ばす。

❸ 効果を感じつつも、物足りないと感じるなら、タオルの代わりにテニスボールを使用。ただし、筋肉を圧迫する刺激が強いことが効果を高めるわけではない。

Chapter

4

表層＋筋肉や関節のケアが必要ながんこなこりとは？

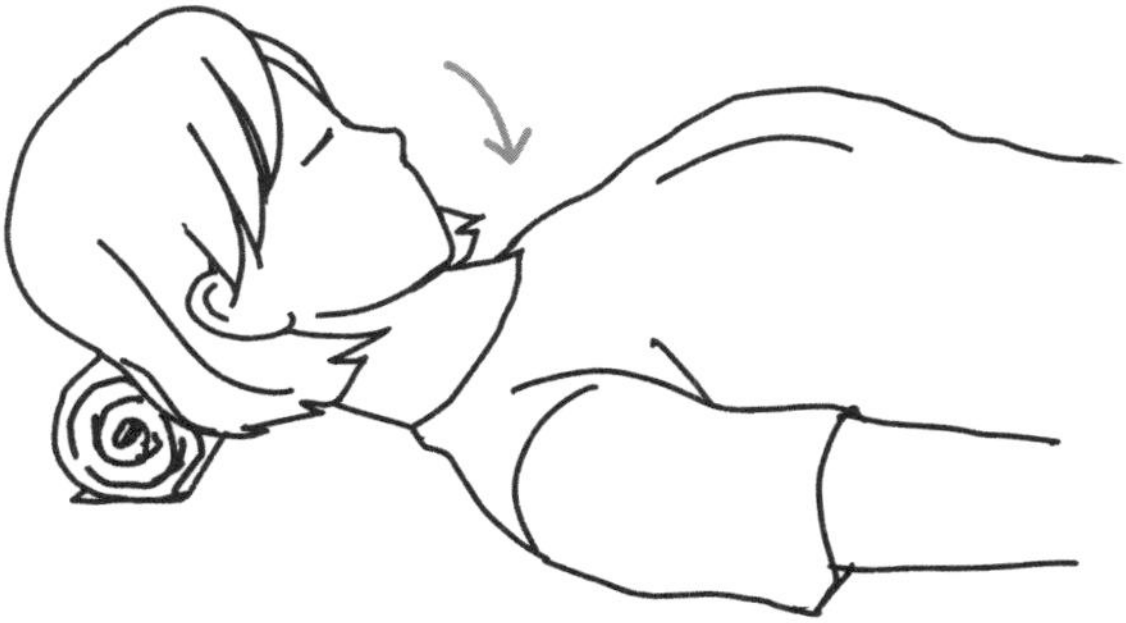

頸部屈筋群エクササイズ

❶ 横になり、最大限に大きくうなずきをゆっくりと繰り返す。

＊ あごが前に出たまま、頭をもち上げないように注意する。

＊ 実践した後に症状が緩和している場合は、頭首を支えるために必要なこの頸部屈筋群のエクササイズを毎日続ける。

Chapter

4

表層＋筋肉や関節のケアが必要ながんこなこりとは？

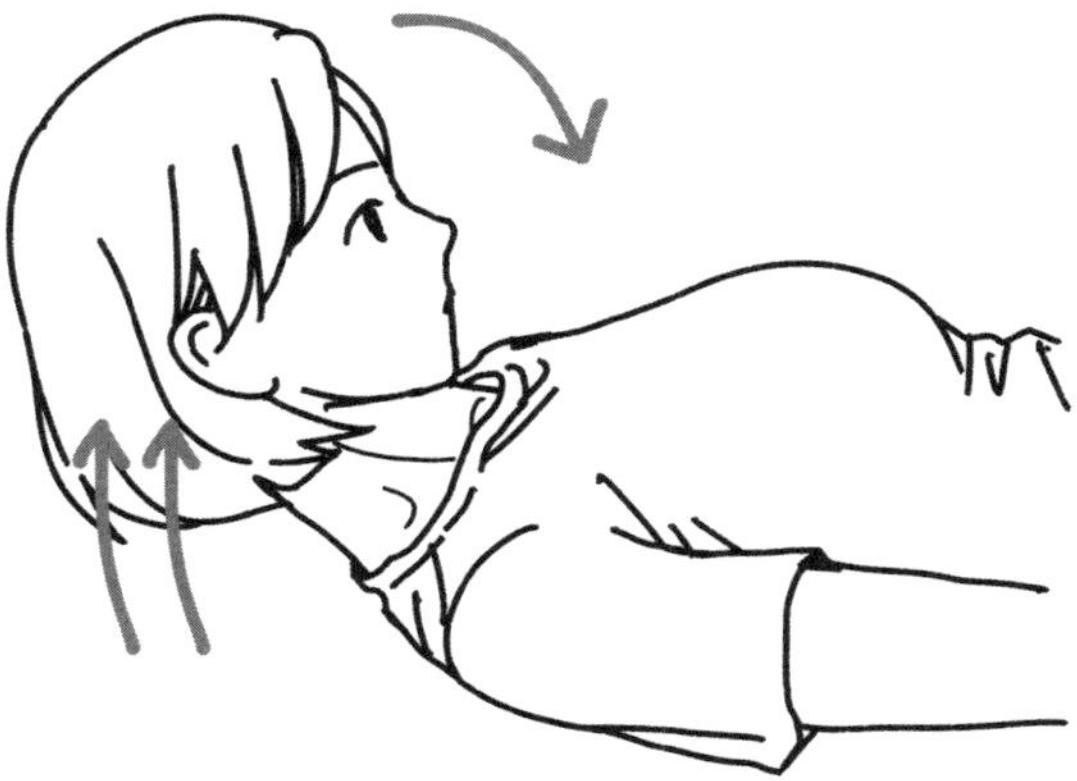

首筋ほぐし

❶ 左に症状がある場合は右（右に症状がある場合は逆）を向き、手を額に当て、手と額を押し合うと、左側の首の前の筋肉（胸鎖乳突筋）が浮き上がる。

❷ あごを引き、浮き上がった筋肉を親指と人差し指でつまみ（親指を奥〈筋間〉にやさしく入れるようにしてつまむ）、ほぐす。

＊ この筋肉は縦長なので、つまむ位置をかえながらつまみ、ほぐす。

❸ 強い痛みがないなら、ほぐしながら首を左右に動かす。

＊ 手袋をしたほうがつまみやすい場合は、手袋を着用して行う。

＊ 胸鎖乳突筋の強張りをとると、あごが前に出るのを防ぎ、後頭下筋群の緊張がゆるむ。それを感じながら行うことが大切。

＊ 実践した後に症状が緩和している場合は、実践後に頸部屈筋群のエクササイズ（96頁）を実践すると症状緩和に効果的！

Chapter

4

表層＋筋肉や関節のケアが必要ながんこなこりとは？

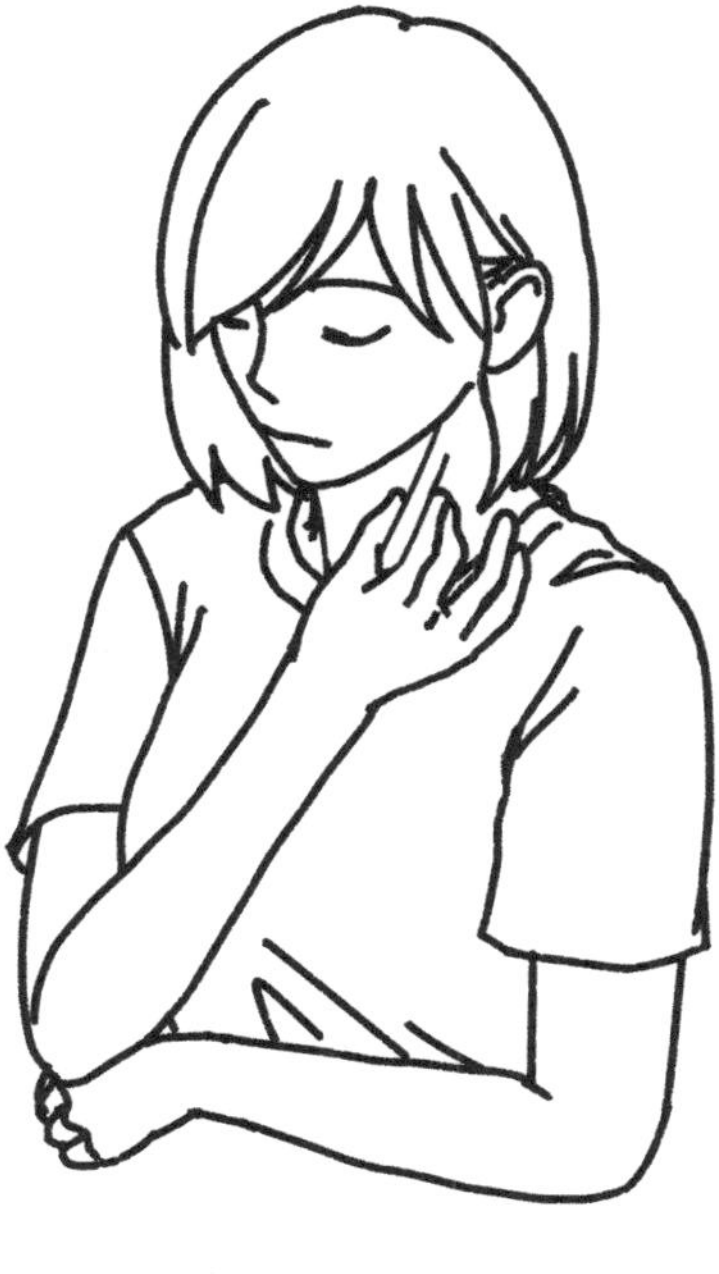

動画
首筋ほぐし

下部筋肉にこりの原因があるタイプのケア

表層の滑走不全と同時に、**下部筋肉になんらかの問題があり、肩首のトラブルを悪化させている可能性が高い人**が、表層のケアと組み合わせて行うとよい4つのケア法をご紹介します。

エピソードのC夫さんと同じタイプですね。

最初は4つのケア法をすべて試してみて、最も効果があると感じるケア法を1つ選び、表層のケアと一緒に続けましょう。

このタイプの課題は**猫背の改善**。専門的に言うと「肩甲挙筋」「小胸筋」「鎖骨下筋」「僧帽筋」の機能回復をめざすもので、平たく言うと、姿勢保持のために過剰にはたらきすぎている筋肉をほぐし、本来使うべき筋肉をめざめさせるケアです。

筋間（筋肉と筋肉の間）を指でやさしく「ほじる」イメージで、ほぐします。

これらのケア法は、姿勢が崩れがちで、疲労を感じやすく、こまめに体を動かすことが苦手になっている家族や友人に教えてあげても喜ばれます。

下部筋肉に問題がある人の示し方

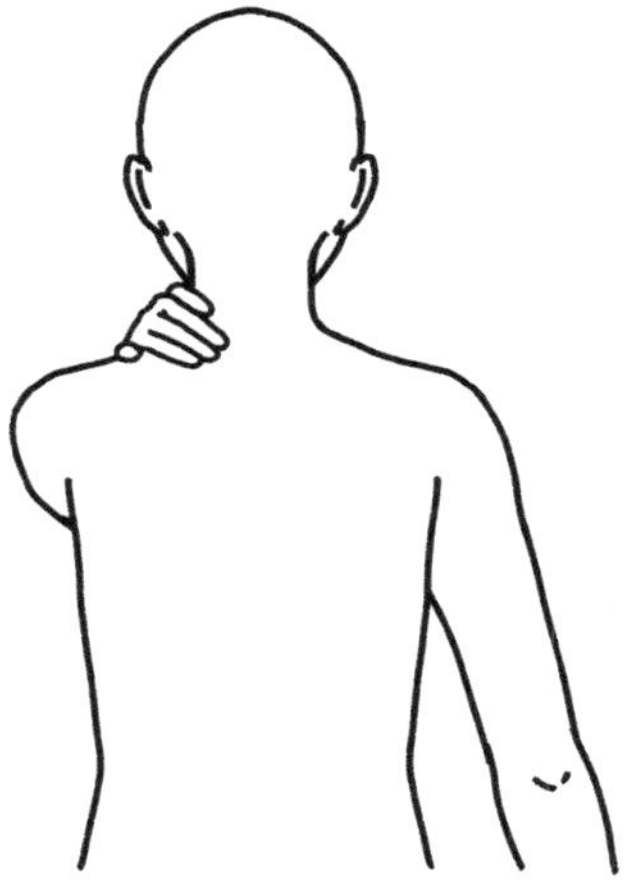

「問題があるのはどこ？」の問いに、こんな風に示す！

肩甲挙筋ほぐし

❶肩をすぼめると僧帽筋が盛り上がる。トラブル側の手前の骨と筋肉の間の溝に指を入れると僧帽筋と肩甲挙筋に触れられる。トラブルのないほうと比べて硬さを感じたり、痛みを感じたら❷を実行する。

❷すぼめていた肩を下ろし、溝に入れた指を前後に動かして、ほぐす。

❸指の動きを止め、溝に指を入れたまま、首を動かしたり肩を回したりする。

＊手袋をしたほうがほぐしやすい場合は、手袋を着用して行う。
＊痛みが出たら回すのは中止。痛みが出ない範囲で動かすだけにする。

Chapter

4

表層＋筋肉や関節のケアが必要ながんこなこりとは？

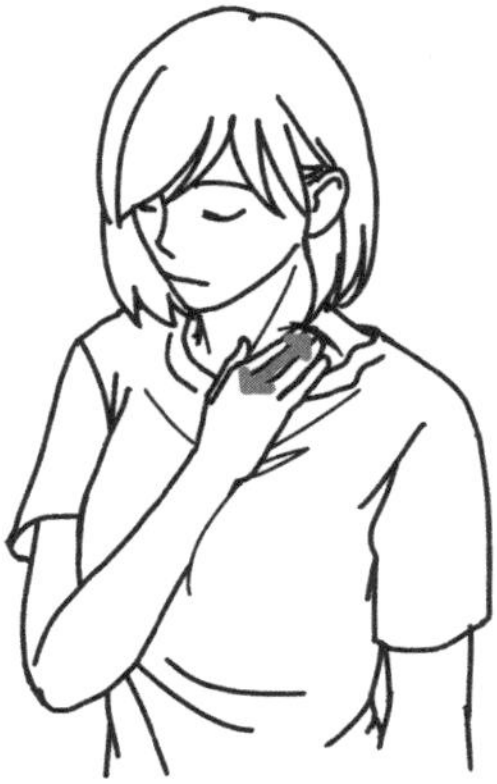

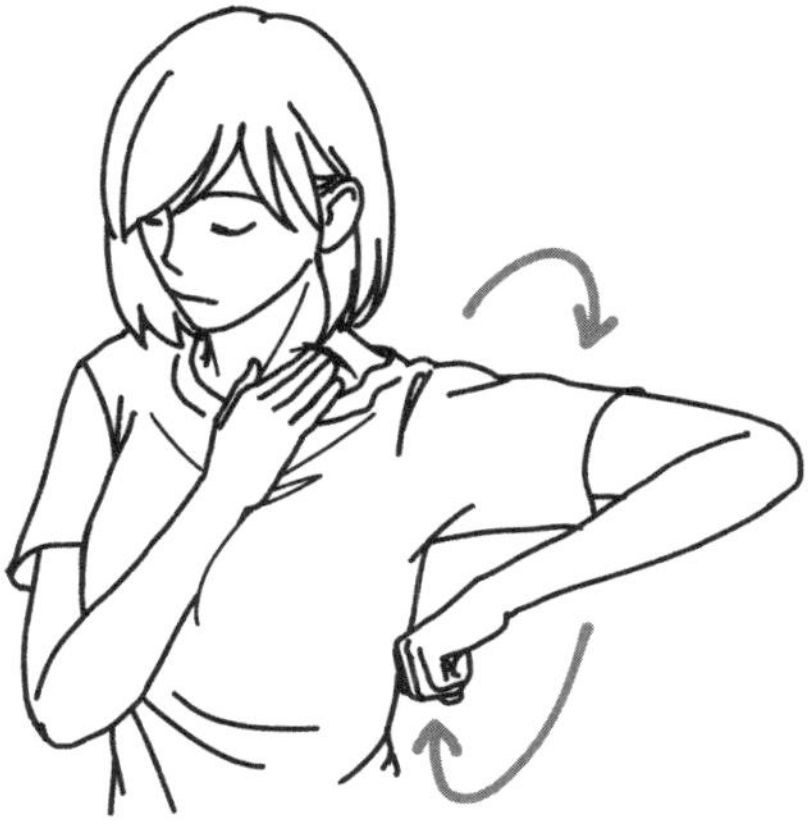

胸ストレッチ（小胸筋と鎖骨下筋）

❶トラブル側を上にして、横向きに寝る。

❷鎖骨と肩を後ろに引くようにして、胸を開く。

＊腕を後ろにもっていったり、肘を引いて胸を突き出さないように注意。

❸逆に、トラブルのない側を上にして、同じようにやってみる。

❹トラブル側の胸の開き具合が❸に比べてわるく、硬さを感じる場合はこのストレッチを行う（心地良い刺激を入れるよう、呼吸を止めずに30秒から1分程度）。

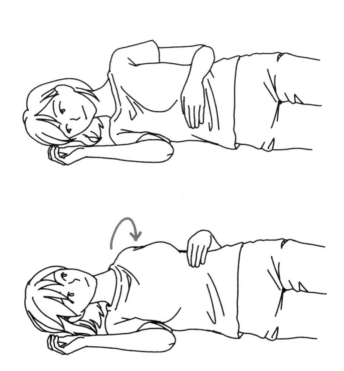

僧帽筋上部周辺のストレッチ

❶ いすに浅く腰かけ、頭と腰がほぼ垂直になる姿勢をとり、やや遠くを見る。

❷ 両手をトラブル側の太腿の裏で組み、脚の重さを利用しながら組んだ手を下げ、肩を落とす。

＊ 脚の重さで症状のある肩首回りが伸びる感じをつかむ。

❸ 呼吸を止めずに肩の上げ下げをしながら、首を前後左右に倒し、より僧帽筋上部を伸ばすのもOK！

Chapter

4

表層＋筋肉や関節のケアが必要ながんこなこりとは？

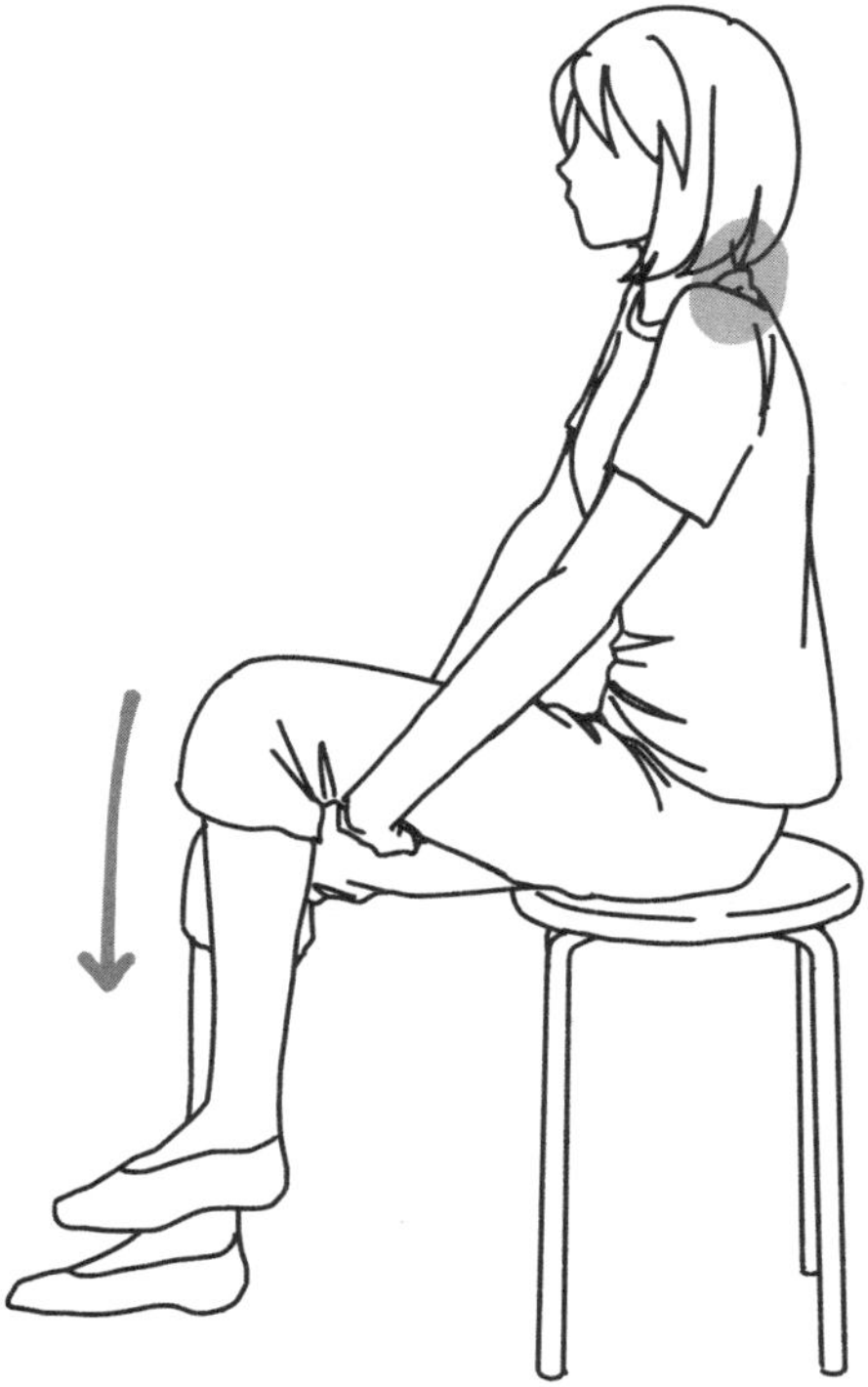

肩甲骨を含めた僧帽筋下部のエクササイズ

❶ 壁を背に、頭・背中・尻を壁につけて立つ。

＊ かかとは離れていてOK。

❷ 腕を水平に上げて、肘を曲げる。

＊ 手のひらは外に向ける。

❸ あまり力まず、腕を上げ下ろす。

＊ 腕を下ろすときは肩甲骨どうしを引き寄せるように意識する。

＊ トラブルのないほうと比べ、トラブル側の動きがよりわるい場合は、痛みのない範囲でゆっくりと動かす。

Chapter

4

表層＋筋肉や関節のケアが必要ながんこなこりとは？

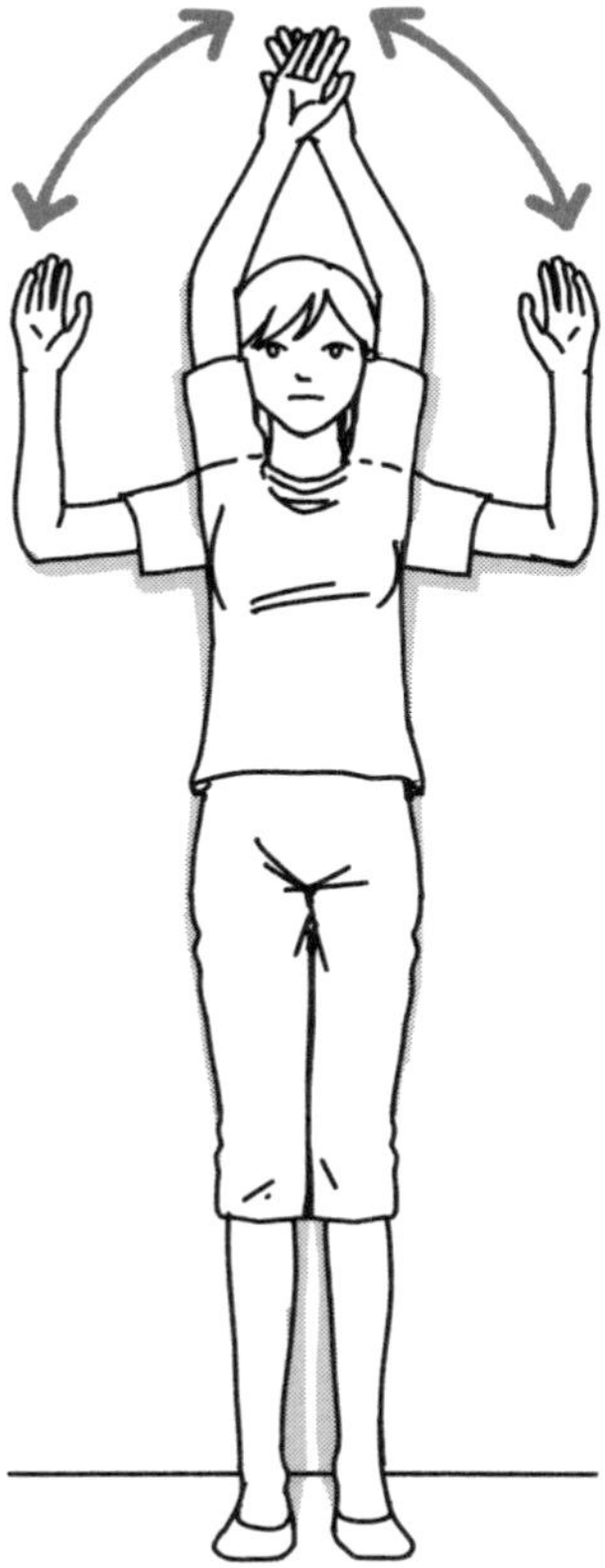

上部関節にこりの原因があるタイプのケア

表層の滑走不全と同時に、**上部関節になんらかの問題があり、肩首のトラブルを悪化させている可能性が高い人**が、表層のケアと組み合わせて行うとよい3つのケア法をご紹介します。ただし、手の指などどこかに「痺れ」がある場合は、まず整形外科を受診し、主治医のアドバイスに従いましょう。

3つのケア法のいずれか1つを選択する場合、まずは3つとも試してみて、最も効果があると感じるケア法を選び、表層のケアと一緒に続けてください。

このタイプの課題は、**あごが前に出た姿勢の改善**。専門的に言うと「上位頸椎」と「胸椎」の可動域改善で、平たく言うと、肩首を動かすとき土台となる胸椎のしなりを改善し、関節の負担を軽減するケアです。ケアをして効果を感じたら、ぜひ、126頁で紹介している舌のトレーニングもやってみましょう。

意外に思うかもしれませんが、舌は頭頸部最大の筋肉で、このはたらきがわるくなっていると、肩首の動きにも影響するのです。上部関節のケアと舌のケアを併行すると、相乗効果が期待できます。

上部関節に問題がある人の示し方

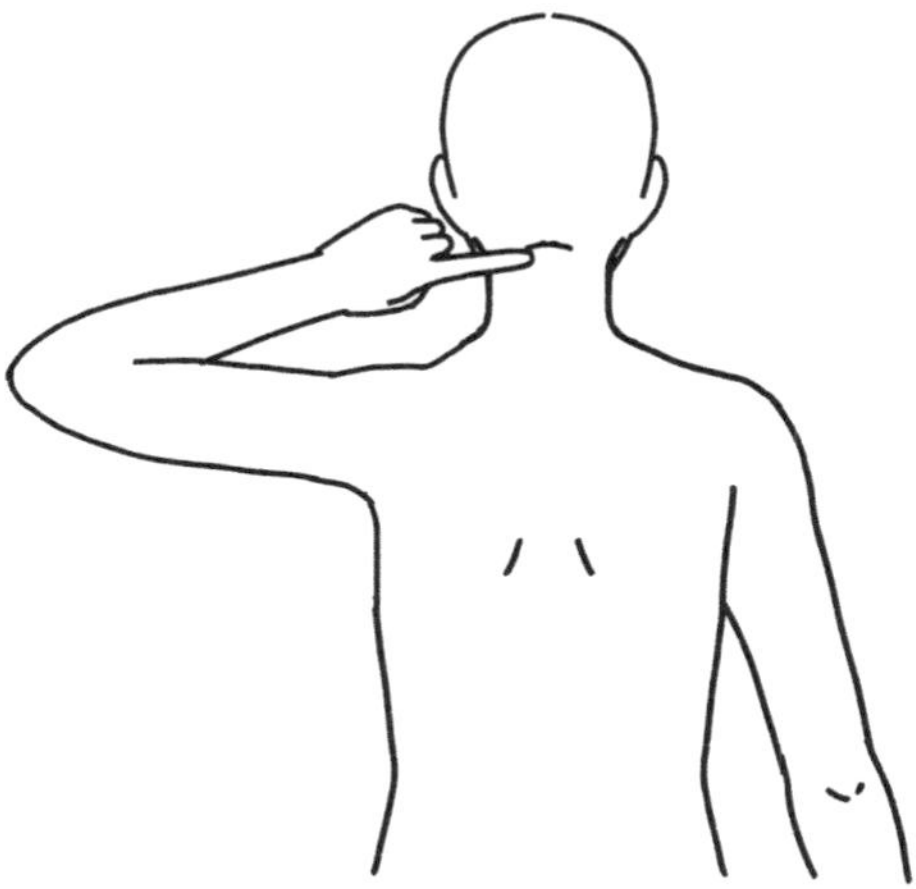

「問題があるのはどこ？」の問いに、こんな風に示す！

上位頸椎の可動域拡大 1

❶ 左に症状のある場合は右斜め前（右に症状のある場合は逆）を向く。

❷ 右斜め前を見たまま、うなじの真ん中から指1本分左に人差し指と中指を置き、指の下にある筋肉に触れる。症状のある部位と一致している感じがあることが大切。

❸ 指を筋肉から離さずに、軽い圧をかけたまま上下に軽くうなずく運動を繰り返す。痛みのない範囲で行い、痛みが出現する場合は中止とする。

＊ あごを動かすとき、奥の硬い骨（上位頸椎）が動いているのを感じながら行う。指の位置を少しずつずらしながら症状が一番緩和する部位を見つけることが大切。

Chapter

4

表層＋筋肉や関節のケアが必要ながんこなこりとは？

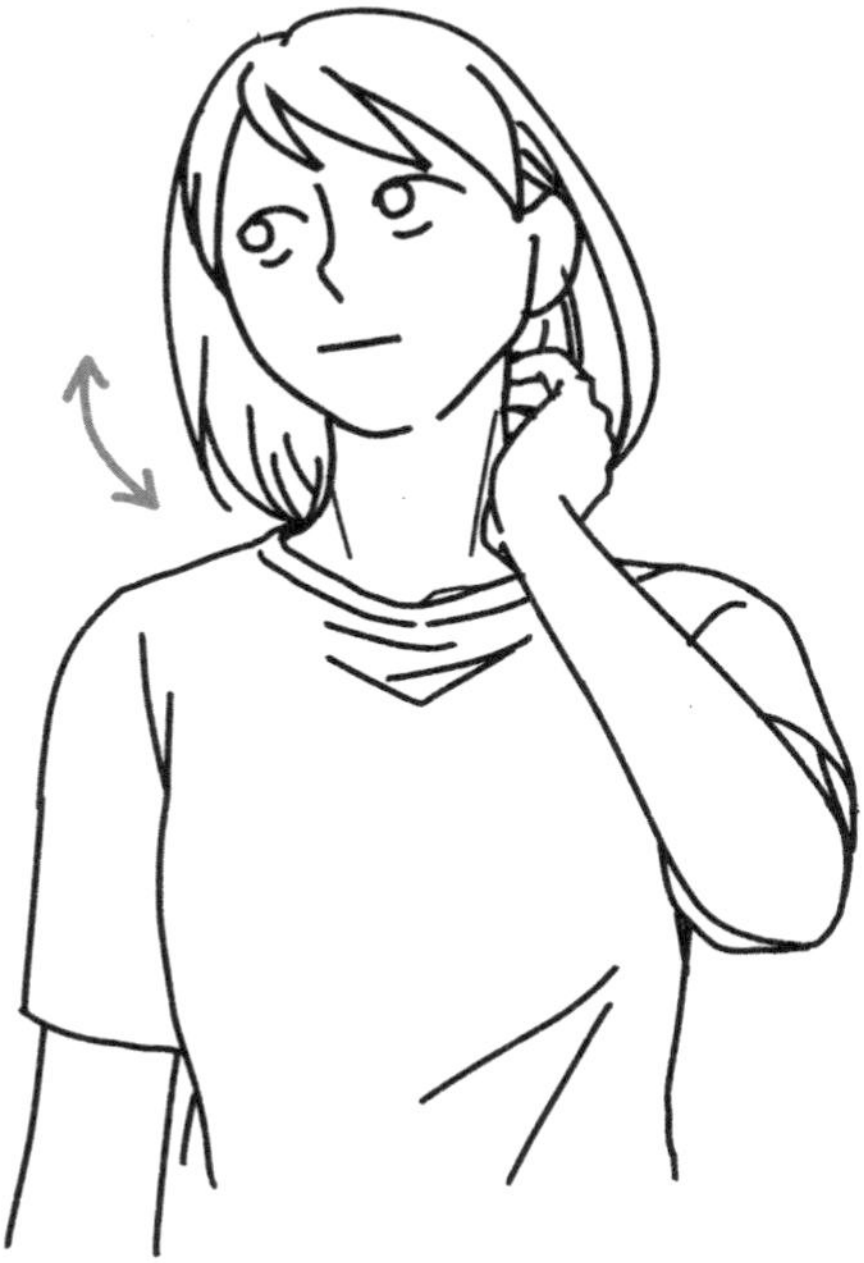

上位頸椎の可動域拡大 2

❶ イラストのようにタオルを後頭部に当て、あごを引く。

＊ 背中を丸めないように注意！

❷ 手でタオルを小さくゆすり、その動きであごがつられて左右に動くのを感じる。

＊ 上位頸椎はあごとつながっているので、首の下は動かさず、あごだけを動かして関節にかかっている負担を軽減する。

＊ 痛みのない範囲で行い、実践後に痛みが増す場合は別のケア法に！

Chapter

4

表層＋筋肉や関節のケアが必要ながんこなこりとは？

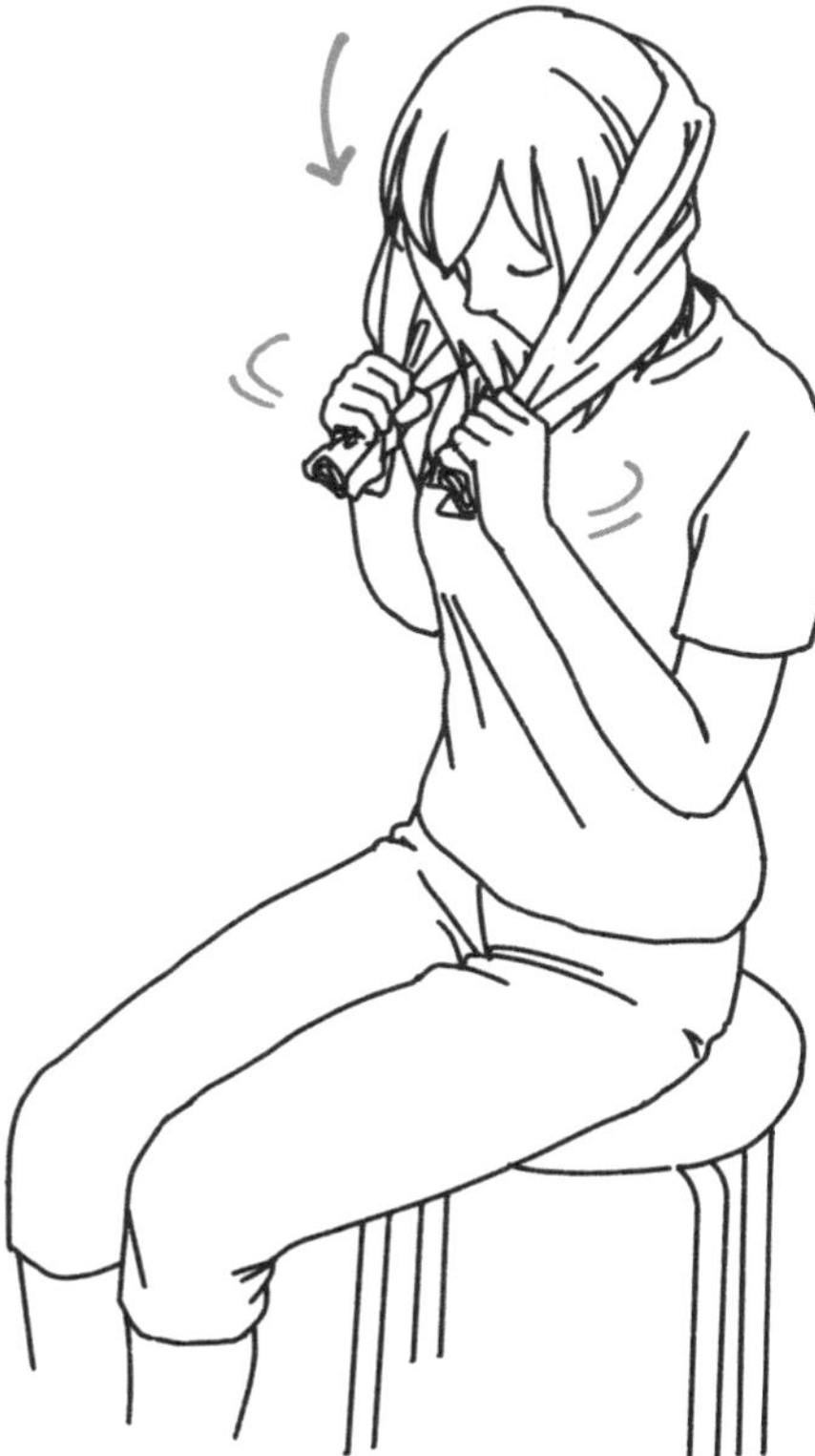

胸椎伸展エクササイズ

❶ うつぶせに寝て、耳の下に肘をつき、胸から上体を起こす。

＊ あごはひいたまま！

❷ 胸が伸びるのを感じ、その状態であごを左右にやさしく振る。

＊ 特に日頃、猫背で、あごが前に出た姿勢に崩れやすい人に適したケア法。

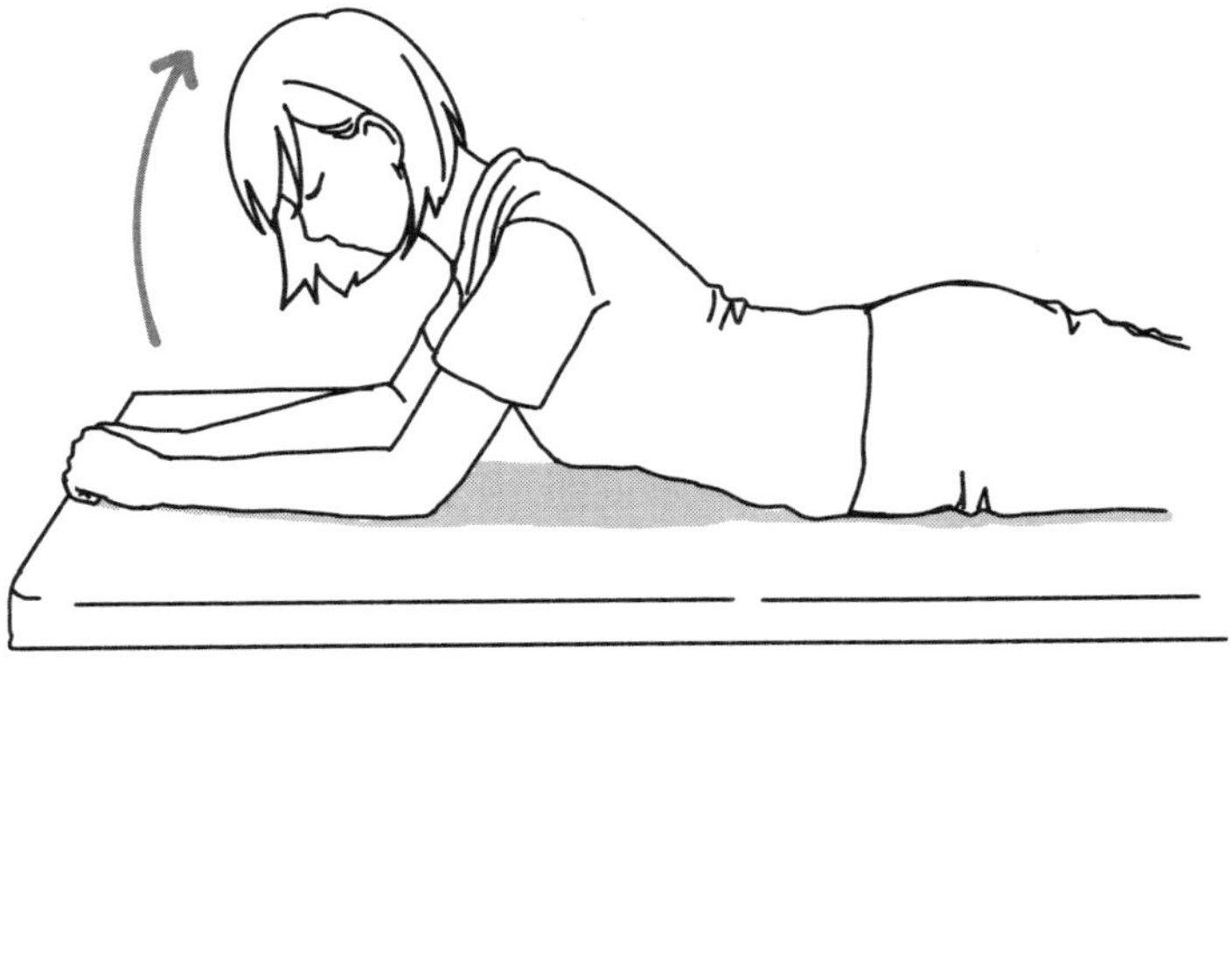

下部関節にこりの原因があるタイプのケア

表層の滑走不全と同時に、**下部関節になんらかの問題があり、肩首のトラブルを悪化させている可能性が高い人**が、表層のケアと組み合わせて行うとよい3つのケア法をご紹介します。最初は3つのケア法をすべて試し、最も効果があると感じるケア法を1つ選び、表層のケアと一緒に続けてください。

このタイプの課題は**猫背の改善**。専門的に言うと「胸椎」の可動域改善です。肩首にとっての土台である胸椎の関節のしなりを改善し、土台が十分に動くようにして、肩首にかかる負担を減らすのです。

土台の動きがわるくなっていると、それだけで下部関節には大きな負荷がかかります。それが肩首に影響するのは、深層の筋肉が土台となる胸椎と肩首の関節につながっているため。こうした連鎖でトラブルを生じさせるわけです。

156頁で紹介しますが、「寝違い」と呼ばれる症状もその一種であることが多く、一般的に「首を寝違えた」と言い、首のトラブルと考えるものですが、原因は上位胸椎の柔軟性の問題である場合が多いです。

下部関節に問題がある人の示し方

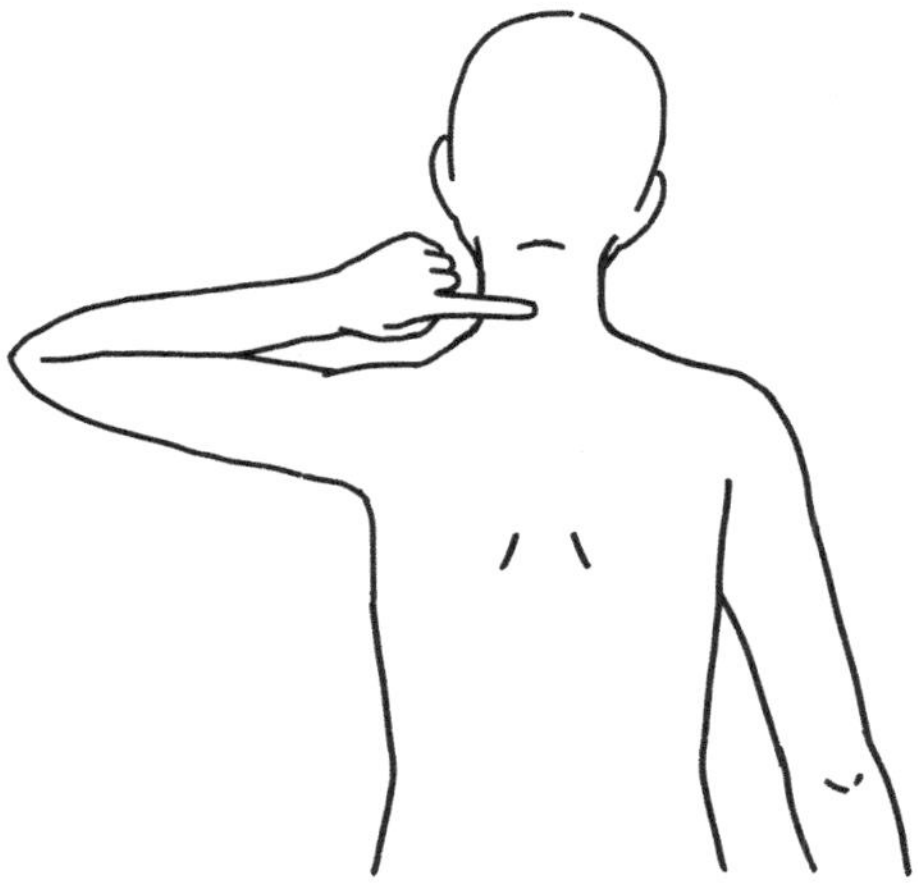

「問題があるのはどこ？」の問いに、こんな風に示す！

首を「回すと痛い」場合におすすめの胸椎回旋

❶壁に向かって立つ。

❷首の後ろに手を添え、頭と首を固定する。

❸反対の手で壁を押す力を利用して胸を開くようにねじる。

＊頭と首は動かさずに胸を開くのがポイント！

❹最大限、胸を開いたところで深呼吸をする。背中に力を入れるのではなく深呼吸をすることで、胸をストレッチしている感覚をつかむ。

＊トラブルは片方でも、両側にねじり、胸を開いて！　症状のあるほうの開きがわるく、ストレッチしている感が強いことが多い。

Chapter

4

表層＋筋肉や関節のケアが必要ながんこなこりとは？

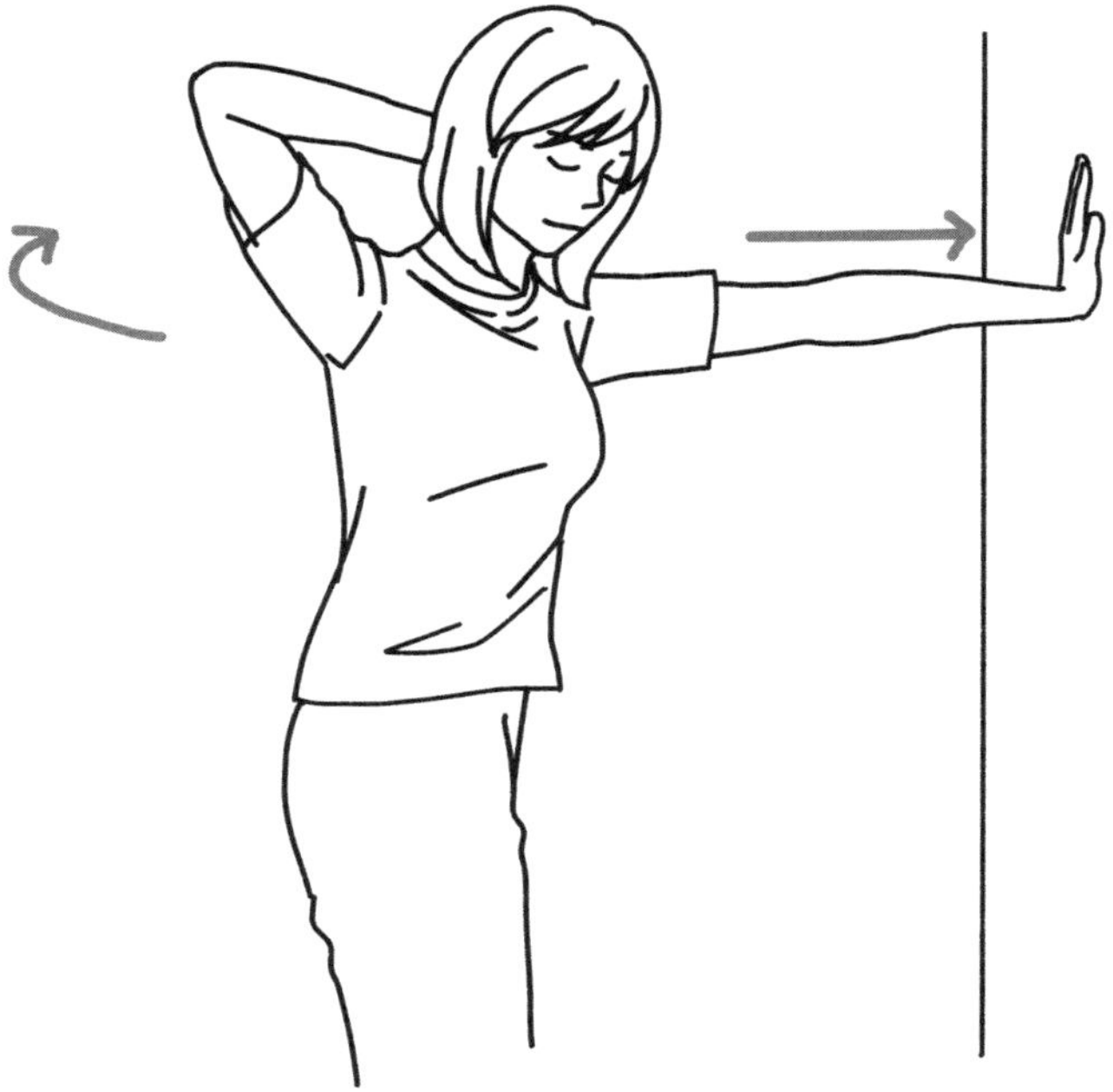

首を「曲げ伸ばしするときに痛い」場合におすすめの胸椎伸展 1

❶ 背もたれのあるいすに座る。

❷ 両手を首に当てて、頭と首を動かさないように固定する。

❸ あごを引いたまま背もたれによりかかるようにし、胸（胸椎）を伸ばす。

❹ 伸びきったところで深呼吸をする。

＊ 背中が痛い場合は、クッションとしてタオルを入れる。

＊ 日頃から上を向いたり、下を向いたりする際、首だけを動かすのではなく、みぞおちから動かすように意識して関節の負担軽減を！

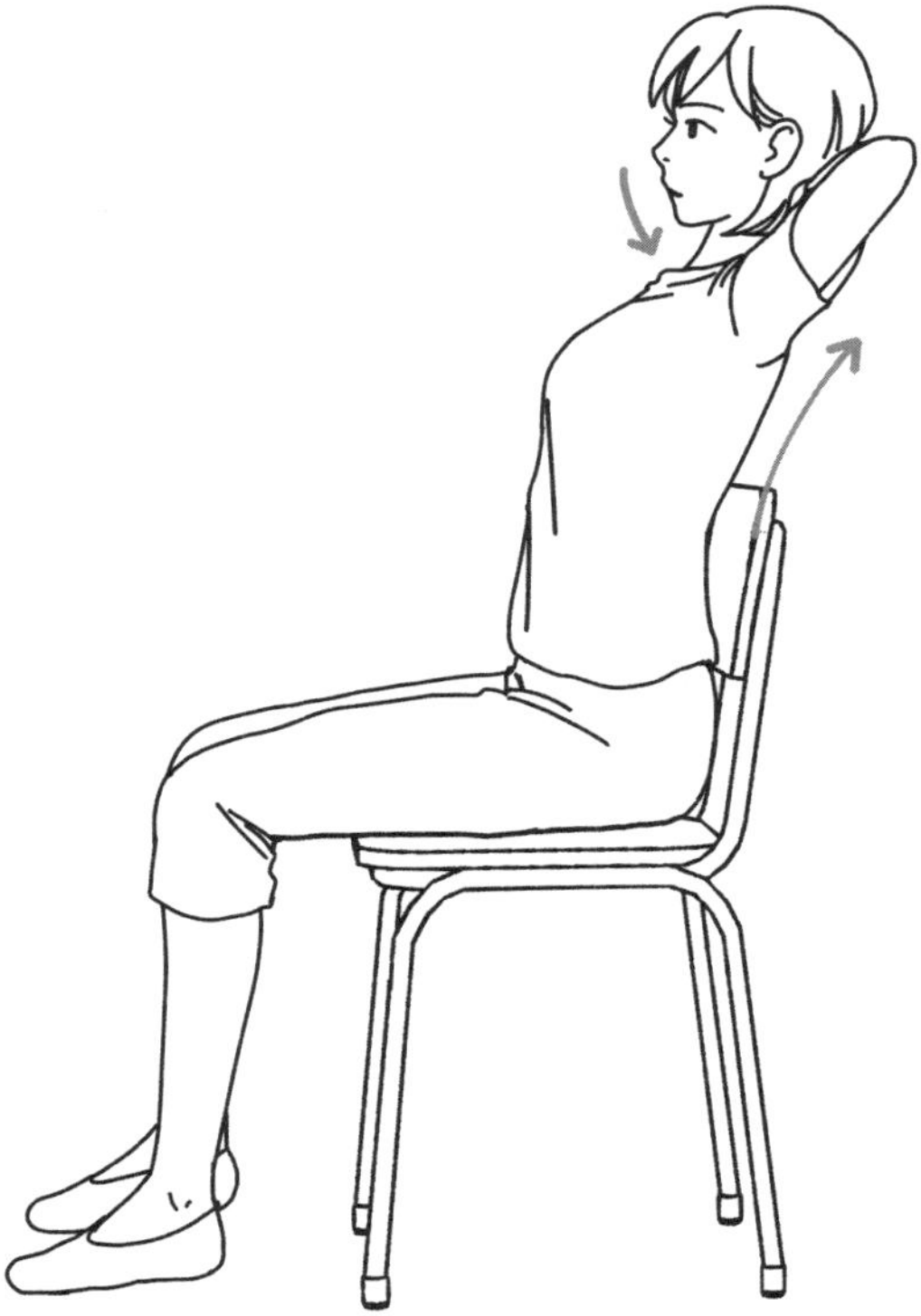

首を「曲げ伸ばしするときに痛い」場合におすすめの胸椎伸展２

❶ イラストのようにタオルを持って横になり、頭が持ち上がるように手に力を入れる。

❷ 頭が持ち上がらないよう、頭でタオルを床に押しつけながら、足の力で骨盤を動かし、できるだけ高く尻を上げ、胸を起こす（胸椎が伸びる）。

＊ 首に負担がかかりやすいため、ベッドやマットなど床面が柔らかい環境で行うとよい（硬い床だと首の関節と床が接触し、痛みを自覚しやすい）。

＊ この運動で「胸椎を伸ばす」感覚をつかむと同時に、首の筋肉をトレーニングできる！

Chapter

4

表層+筋肉や関節のケアが必要ながんこなこりとは?

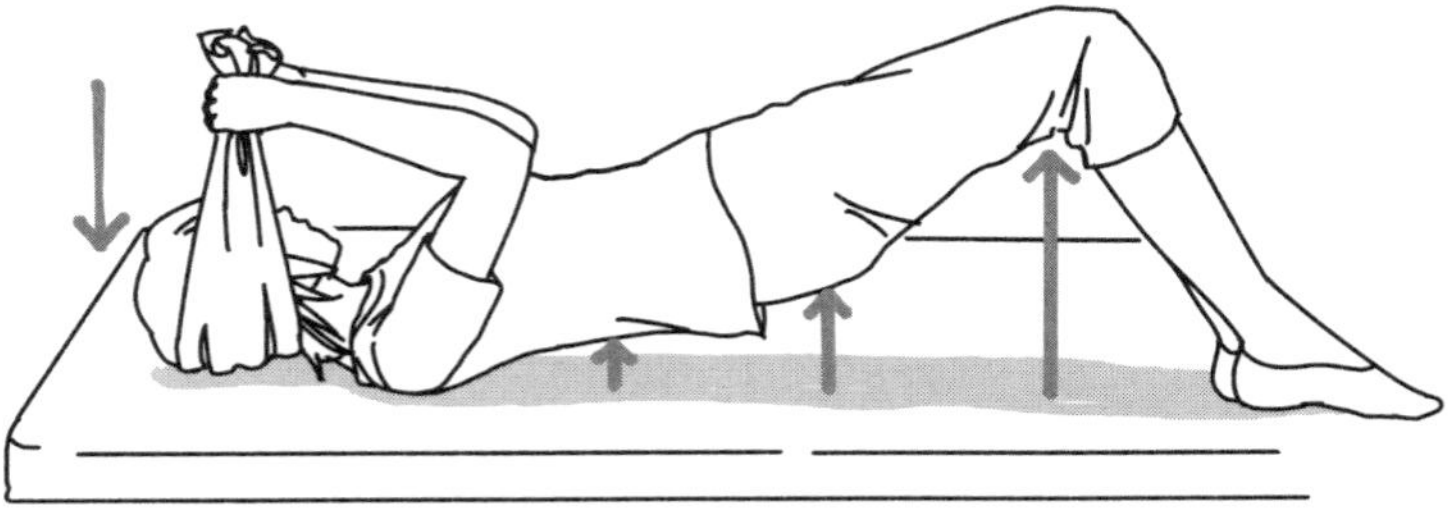

COLUMN

舌の運動

関節の問題が肩首こりを悪化させている可能性がある人に多いのが、昨今「落ちベロ」などと女性誌等で取り上げられることもある症状。舌が本来あるべき位置になくて、落ち込んでいる状態です。

私の臨床感覚でも「落ちベロ」と「頸椎の動きのわるさ」は関係していると思います。そして、舌をあるべき位置に戻すトレーニングは、頸椎の動きをよくすることにも通じるでしょう。実際に舌をあるべき位置に戻して肩首を動かしたり、深呼吸したりすると、動きの質が違うことに気づけるはずです。ぜひ隙間時間に、「本来あるべき位置」に舌を戻してみましょう。

普段、落ちベロになっている人だと、「なかなか戻せない！」と焦るかもしれません。「ましてやこのまま口を大きく開けるなんて無理！」。そういう人も、少なくないと思います。しかし、そういう人ほど1日に10回でもいいのでトレーニングを続けて、戻せるようにしてください。

本来あるべき位置に舌がないまま放置し続けると、「食べること」

や「睡眠」の障害など、体にさまざまな悪影響が出るとも指摘されています。

落ちベロ卒業まで頑張りましょう！

舌のトレーニング

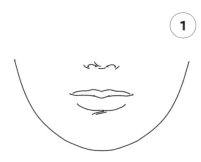

口を軽く閉じ、舌を本来の位置に。
本来の位置とは、
舌全体が上あごに付いている感じ。
ただし、舌の中央部分は上あごから
かすかに離れている（圧をかけない）感じ。
舌先も前歯の裏には触れない。

②

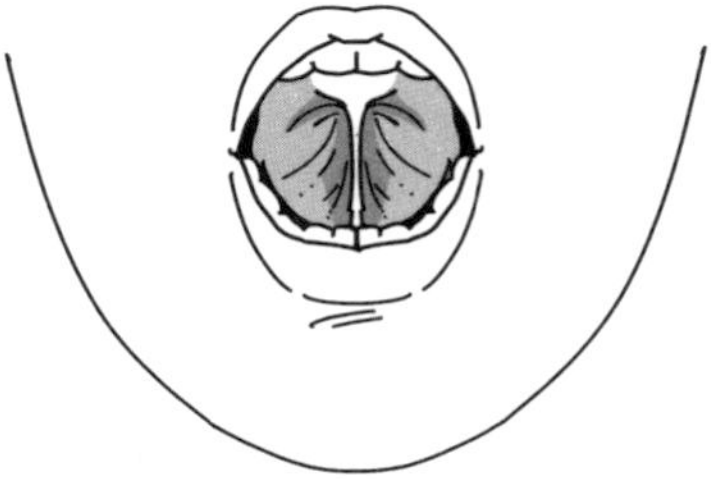

舌を本来の位置に戻したまま、
口を限界まで大きく開ける。

③

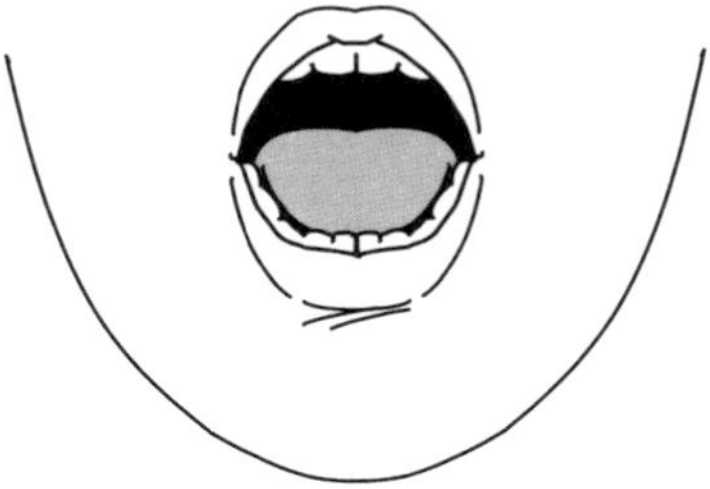

舌を上あごから離さないで、
口を大きく開けたまま5秒ほどキープ。
その後さらに少し上を向くようにすると効果的。
その後、パタンと音を鳴らしながら上あごから離す。

Chapter 5

肩首トラブルを防ぐ体の使い方

肩首、ニュートラルな状態〈おさらい〉

Chapter1の「結果が出るセルフケアの鉄則」の中や各ケア法の紹介ページで、「ケアを始める際はニュートラルな姿勢から」と繰り返しご紹介しました。この姿勢は次の動きに備えて体をリセットするときに行うと良い、大事な姿勢です。

肩首の**表層の滑走不全など、トラブルを予防するには、長時間同じ姿勢を続けず、こまめに体を動かすことが何よりの予防**になります。

「いい姿勢」でずっと作業をするのは実際には難しく、「いい姿勢」ではなかなかリラックスもできない人が多いので、「いい姿勢を保つ」という非現実的なことはめざさず、ちょくちょくニュートラルな姿勢に戻し、体を動かすことをめざしましょう。

ニュートラルな姿勢は、まっすぐ立ち、ややあごを上げて、1㎞先を見るイメージ。

もともと頭の重心は前にあるので、遠くを見るようにしないと、前かがみになる構造をしています。

口を軽く閉じ、奥歯を噛みしめないように気をつけてください。

視線を上下させて、最も視野が広いと感じる位置で止まると、自ずと上下の歯の間に2〜3㎜ほど隙間ができ、緊張がゆるみます。

仕事や家事の合間にニュートラル姿勢に戻して、ぜひ深呼吸をしてみてください。**この姿勢で深呼吸をするのと、普段、くつろぐ姿勢で深呼吸をするのとは息の入り方が違う**はずです。「机に向かう前には必ずやる」など、行うタイミングを決めておくと習慣にしやすいです。

さらに、肩首のトラブル予防という視点から言えば、次の頁で紹介する首伸ばしのコツを覚え、胸・肩・首を伸ばし、姿勢を整えましょう。

姿勢改善のための首伸ばしのコツ

❶ まっすぐ立ち、ややあごを上げて、1km先を見る。

❷ 両手を耳の後ろへ。

＊ 耳の後ろのすぐ下に出っ張りのある骨「乳《にゅう》様《よう》突《とっ》起《き》」がある。

❸ 乳様突起にやさしく触れる。

❹ 乳様突起に触れたまま、呼吸を止めずに、乳様突起から頭を天に近づける意識で首を伸ばす。

＊ このコツは、どのケア法を行ううえでも重要なもの！　首だけでなく、胸が伸びる感じを意識して !!

Chapter

5

肩首トラブルを防ぐ体の使い方

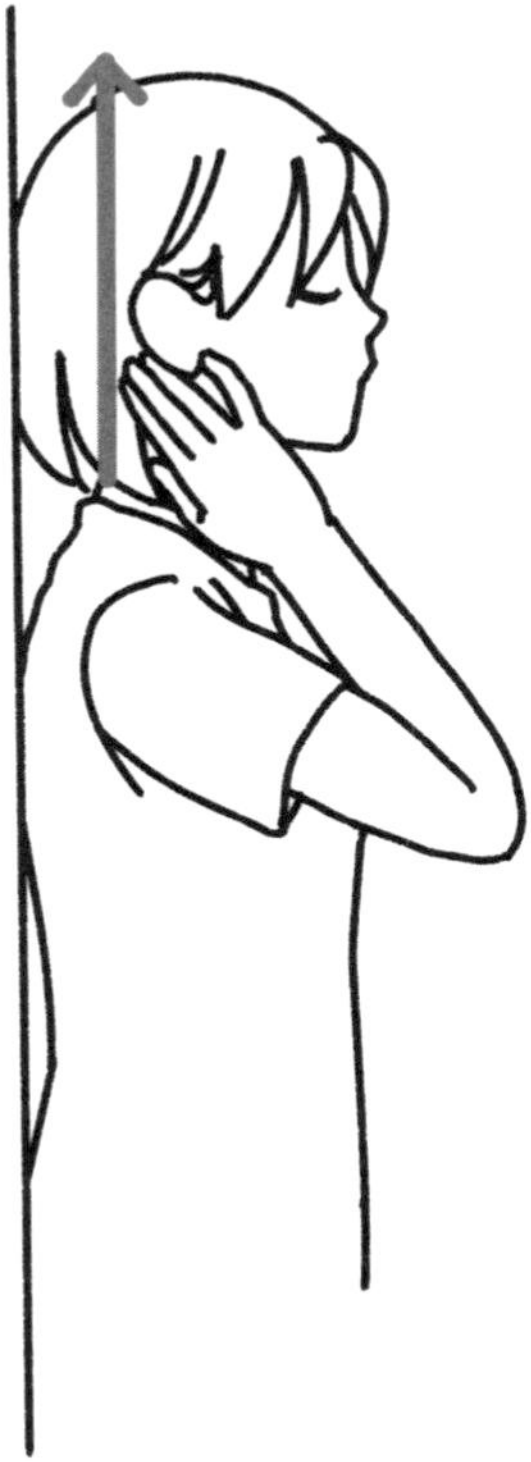

座位での「ニュートラルな姿勢」を体得しよう

多くの人が、長時間同じ姿勢を続ける場合に座位をとっています。そこで座位でもニュートラルな姿勢をとることができるように、ちょっとしたコツを体で覚えていきましょう。

・座り方

ジャンプするときと同じ感覚で、足の力を抜かないまま、座面に腰を下ろしていき（しゃがんでいき）、座ります。

するとその後、腰の力を抜いても骨盤が立ったままで、猫背になりにくく、背筋の伸びを保ちやすいです。

逆に、いすに〝どすん！〟と尻もちをつくような座り方をすると、座った瞬間に骨盤が倒れて、猫背になります。

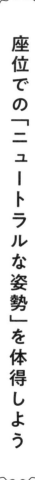

そのような猫背を自力で矯正しようとすると、過剰に背中の筋肉がはたらき、そのまま作業を続けた場合、筋トレし続けるようなもので、とても疲れます。先にも述べた通り、「姿勢よく、作業をし続ける」という概念は捨て、姿勢は崩れるもの、合間の修正やほぐしを大切に考えましょう。

さらに自分に合うゆるい矯正法を実践するのも一手です。後ほどコラムで私自身が実践している工夫を紹介しながら、ゆるい矯正法について紹介しますので、参考にしてください。

・立位と座位の共通点

座位でのニュートラルな姿勢と、立位でのニュートラルな姿勢の共通点を覚えておくと、調整しやすいかもしれません。

立位のときの理想のニュートラルな姿勢がとれると「頭蓋骨」「骨盤（腔）」「足のアーチの中央」がタテに、ほぼ垂直に並びます。

座位の場合は「頭蓋骨」「骨盤（腔）」がタテに、ほぼ垂直に並びます。

つまり、立位でも座位でも「頭蓋骨」と「骨盤（腔）」が並ぶところが同じです。

座り方では「正座」や「蹲踞《そんきょ》」「胡坐《あぐら》」が座位のニュートラルな姿勢をとりやすく、イメージとしては頭蓋のすぐ下にある首のほぼ真下に、鼠径部がある状態です。

専門的には、地面に対して垂直圧を保ちながら動くためにこの位置関係であることが大切だと言えます。

先にも述べた通り、これらのニュートラル姿勢は次の動き（動作）に備えている姿勢で、とっさに機敏に反応できる状態です。リラックスしているわけでも、力んでいるわけでもなく、筋肉を最小限に使用している待機姿勢なのです。この位置関係を理解するだけでも普段の姿勢や体の使い方を変えることができます。

・座位での動き方

座位をとりながら首を曲げる、腕を伸ばすなどなんらかの動きをするとき、首だけ、腕だけ動かしたり、上げ下げしたりするのは、首や肩のトラブルをまねくリスクが高い動き方です。

ぜひ重心から動くクセを体につけましょう。重心の位置は「仙骨」ですが、最初はイメージが難しいので、「みぞおち」から動かすように意識してみましょう。

みぞおちから胸、肩、首と力が伝わるように動かすことで、肩首の土台である「胸椎」が動き、肩首の負担を軽減してくれます。

普段から次の運動を意識的にしていると、みぞおちから体を動かしやすくなります。

みぞおちから動かす運動1

❶ 普段、よく座るいすにニュートラルな姿勢を意識して座る。

❷ みぞおちから動いているイメージで首を大きく回す。

＊ 逆さの円錐形を描くようなイメージをすると動きやすい。

＊ 慣れてくると小さく回す場合もみぞおちから動かせるようになる。

Chapter

5

肩首トラブルを防ぐ体の使い方

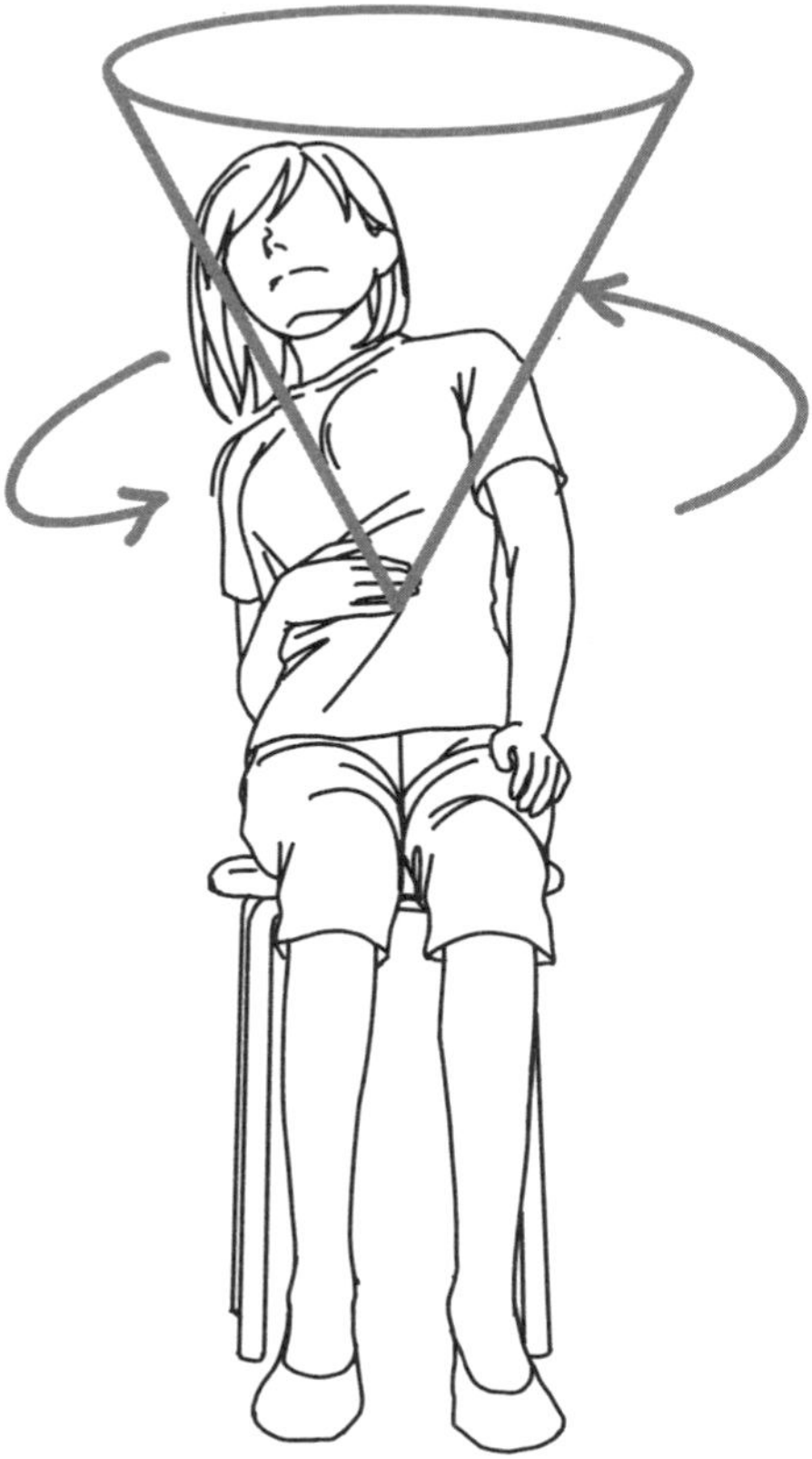

みぞおちから動かす運動2

❶頭、背中、尻を壁につけ、立つ。

＊ かかとは離してOK！

❷肘を90度（肩の高さ）で壁につけ、卍、逆さ卍を描くよう交互に腕だけを動かす。

＊ 腕を動かすとき、みぞおちから動かすように意識を！

＊ 慣れたら壁がない場所でも実践可！

Chapter

5

肩首トラブルを防ぐ体の使い方

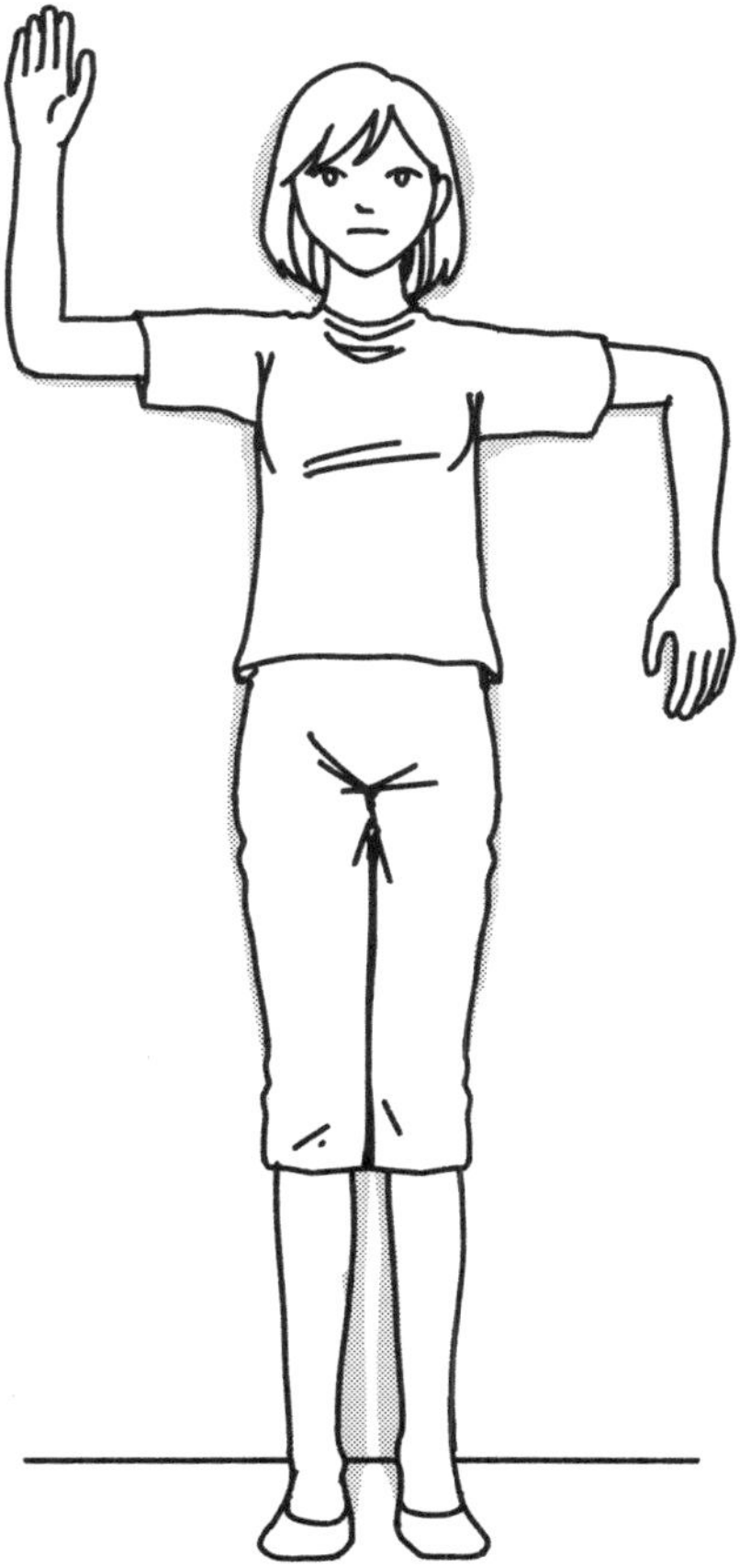

Chapter 6

肩首こり
撃退生活の
ポイント

そもそもどうして肩首はこる？

肩首のこりは実に多くの人を悩ませているトラブルで、特に急速に進むＩＣＴ化と新型コロナウイルス感染症拡大の影響で、深刻化していると思います。なぜ肩首がこるかといえば、そもそも人の体が肩や首の表層・筋肉・関節に負担がかかる構造をしているからです。

人類が直立二足歩行をするようになり、肩と首は体重の約１割に相当する「頭」を、地面から最も遠い位置で安定させる役を担いました。

頭の重心がやや前側にあるため、安定させるには首の後ろ〜肩の部分が常日頃、かなり頑張っていなければならないのです。

肩首だけでなく、その土台である胸も、腰も支えています。しかし何かと便利な現代生活では体を動かす機会が減り、活動の低下から土台の柔軟性、可動性も低下しています。

Chapter

6

肩首こり撃退生活のポイント

長時間の座位、猫背などが増えると、土台のサポート力が低下し、首の後ろ～肩の負担は増加するのです。ある調査では、スマホやタブレットを操作しているとき、首の関節には体重の30～40%に相当する負荷がかかっているとされ、猫背のカーブが著しくなるほど、負荷は大きくなると示されました。

こうした肩首こり増の背景は世界共通かもしれません。ですから、直立二足歩行をしている以上、当然、誰にでも起こり得る、全人類共通のトラブルと私は考えているわけです。

この章ではなるべく肩首の負担を減らす暮らしの中のポイントを紹介します。

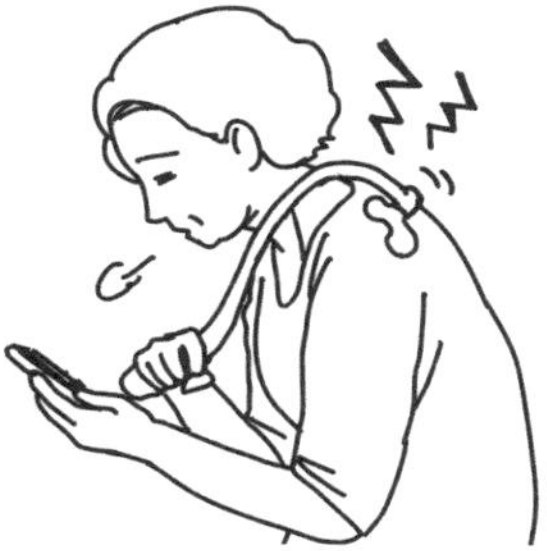

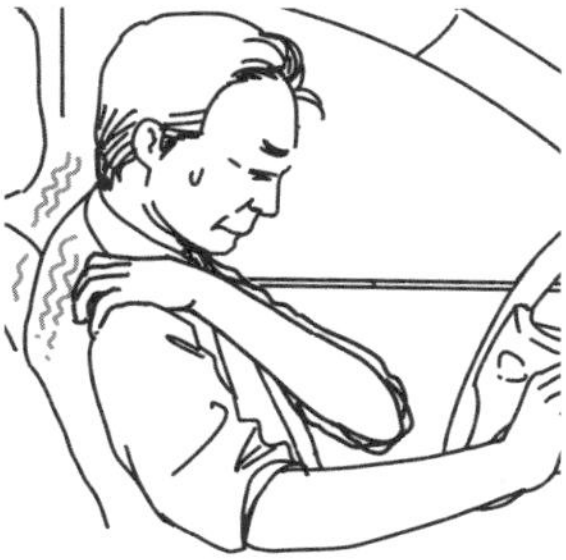

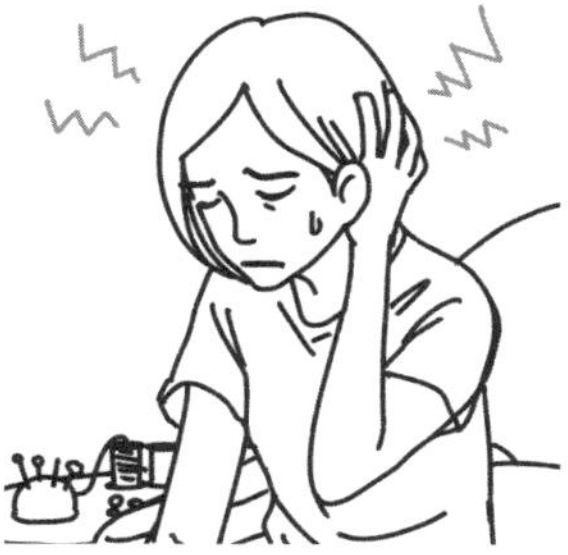

こんな生活動作の見直しも症状改善・予防に有効！

肩首こりの症状を解消し、再発させないためには①セルフケア、②姿勢・動きの改善に加え、③生活動作の見直しも役立ちます。

重要なポイントにしぼって、見直してみるとよい点を紹介しましょう。

・荷物の持ち方

ショルダーバッグは本来、斜めにたすきがけするようにデザインされています。片方の肩だけで持ち続けるのではなく、なるべく左右交互にたすきがけすることを意識しましょう。ただし、たすきがけをすることで逆に疲れる、肩首に負担がかかる場合は、たすきがけをやめ、左右の肩で交互に持ちましょう。

またリュックサックを背負うときも、長時間に及ぶときなど前にも抱えることで肩首の負担を減らすことができます。電車・バスの車内では前に抱えている人も多いので、不自然ではありません。施術院でアドバイスしたところ、前抱えを増やしたことで「明らかに関節の負担が減った」と自覚する方もいました。

体を使うとき、前後左右バランスよく使う工夫をするよう心がけることが、どこかに集中的な負担がかかるのを防ぎます。

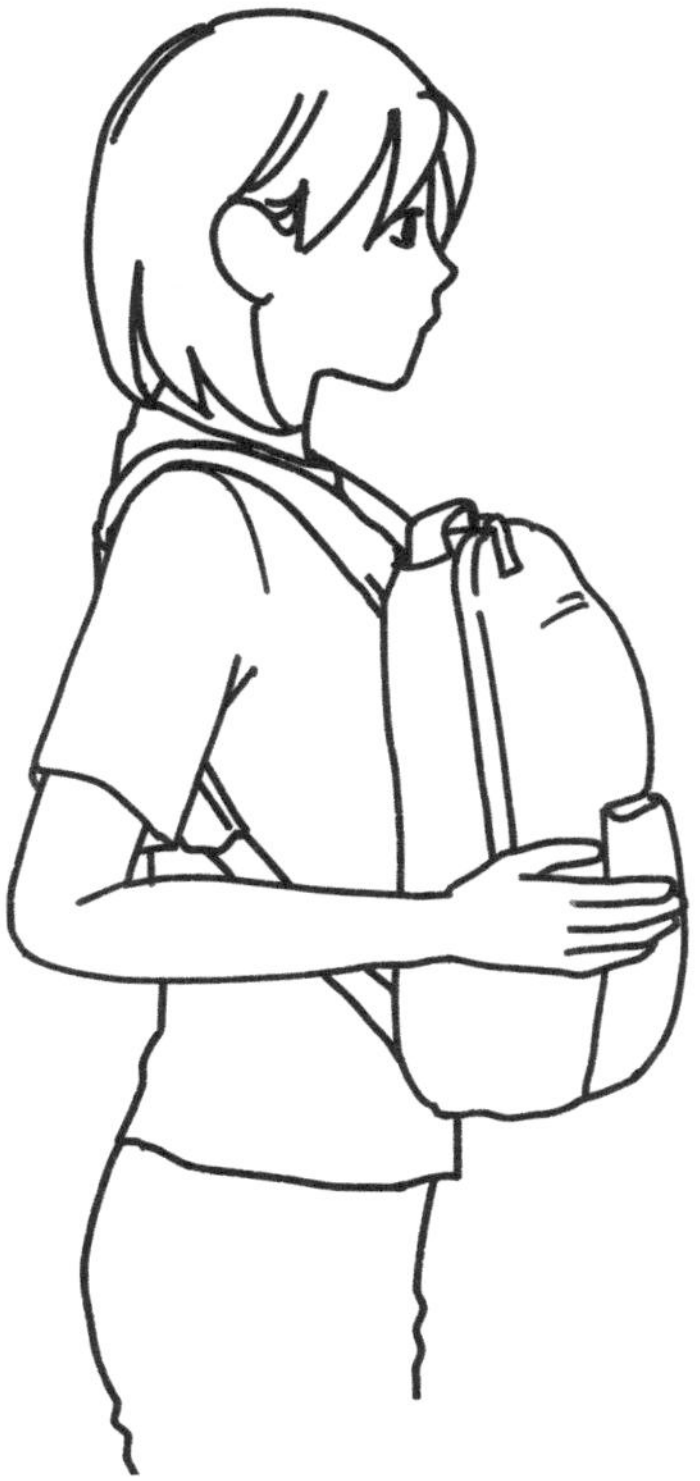

・パソコンやスマホを利用するとき

現代生活ではパソコンやスマホ、タブレットの類を使わないではいられません。多くの人が10年前と比べると倍以上の時間、これらの操作をしているのではないでしょうか。同じ環境で、倍以上の操作をしていたら、体に負担がかかります。

操作をする姿勢がラクになるように、台や腕用枕など、グッズがたくさん出ているので、そのような物も利用して、自分がラクに操作できる環境を整えましょう。

目線の高さや、手の位置など、直感を信じて、ラクな姿勢がとれるように調整をしてください。

あくまで目安として述べれば、目線の高さはイラストの通り。モニターの上部と首が平行になる程度で、テーブルやキーボードトレイは肘の高さと概ね平行になるのがラクな場合が多いです。モニターは目から45~75cm離れた位置にくるように調整を。座位ではなく、立って、そのような姿勢で操作できる環境もつくれたら理想的です。

スマホやタブレットはサイズ的に長時間使用には向かないものだと思っておき、パソコンと上手に併用することを基本とします。

そのうえでスマホなどを使うときは、頻回にニュートラル姿勢に戻すことを心がけ、操作していて肩首の症状を感じたら、姿勢を変える、休憩してストレッチをするなど、意識的にケアしましょう。

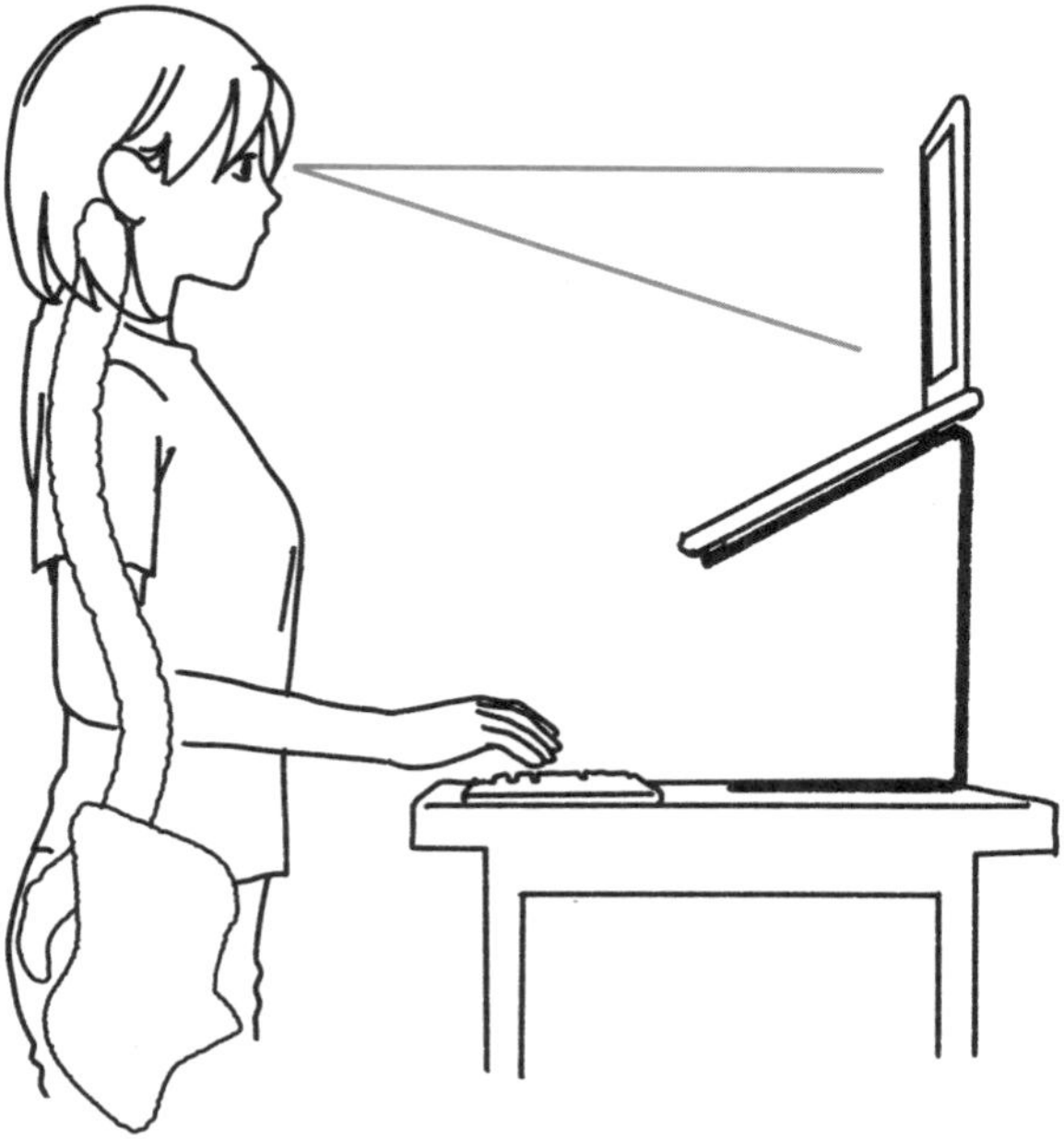

・夜、寝るときに気をつけたいこと

1日しっかりはたらいた体や脳（心）を回復させるために十分な睡眠をとることが健康づくりの基本です。この本で紹介している「**寝て行うケア**」のうち、2つ、3つを覚えておき、寝る前に布団の上でちょっとほぐして眠るのもいいですね（エクササイズは眠気を遠ざけてしまうので、リラックスを促す〝ケア〟を選んでください）。

そして、最も気をつけていただきたいのは、自然な寝返りを妨げない寝具を選ぶこと。就寝中の自然な寝返りが表層や筋肉、関節をリセットする運動になるからです。

枕の高さや、マットレスの硬さ、柔らかさなど、人によって好みはさまざまですから、「自然な寝返り」ができる製品も人によってさまざま。一概に言えないので、寝具選びは案外難しいものなのですが、残りの人生の3分の1の時間を眠って過ごすと思うと、妥協してはもったいないです。最小限の力で動ける寝具を選びましょう。

ぜひ、起きたときの体の声を聞いて、自分により合う物を選んでください。

十分に動けた場合、めざめが爽やかで、体がほぐれている実感があります。

逆に、肩首や腰などがこって痛い、動かすとゴリゴリ音がするなど、「自然な寝返り」ができなかったときもわかるはず！　自分の感覚をしっかりキャッチしましょう。

・日々の呼吸を「胸腹式呼吸」に

肩首トラブルがある人に、ぜひともすぐ実践していただきたいのが、呼吸の改善です。私の臨床感覚から言うと、肩首トラブルがある人は、日頃の呼吸が浅くなってしまっている場合がとても多いためです。

さらに、ただ深い呼吸というのではなく、胸と腹にたっぷり息を吸い、ゆっくり長く吐く「**胸腹式呼吸**」を意識的に行う時間をもっていただきたい。

肺を保護している〝鳥かご〟のような骨、「胸郭」を十分に動かしてこそ、深い呼吸ができます！

何度も繰り返し述べている通り、胸は肩首の土台で、とりわけその内側の骨の可動性が肩首トラブルと大きく関わります。肺に息を取り込む胸式呼吸をすると、呼吸することが胸郭の可動性を高める運動になるのです。

腹式呼吸は胸郭をさほど動かしませんから、「胸腹式呼吸」をときどき練習しましょう。呼吸の練習法は４つのレベルがあり、レベル１はおそらく誰もが難なくクリアできますが、レベル２はちょっと難しい人もいるかもしれません。自分のペースでステップアップしていきましょう。

胸腹式呼吸レッスン

❶ 仰向けに寝て、手を胸と腹にのせる。

＊ 手で胸と腹の動きを感じながら行う。

＊ 息を吸うときは鼻から、吐くときは鼻と口、どちらでも。

❷ レベル1から順に、できるところまで行い、ステップアップをめざす。

レベル1（腹式呼吸） 胸は動かさないように注意して腹式呼吸をする。

レベル2（胸式呼吸） 腹を動かさないように注意して胸だけで呼吸する。

レベル3（胸腹式呼吸） 胸と腹を同時に動かし、深い呼吸をする。

レベル4（腹圧を高めて胸式呼吸） 腹筋に力を入れたまま、深い胸式呼吸を行う。息を吸うときも、吐くときも、腹圧を高めた状態をキープ！

Chapter

6

肩首こり撃退生活のポイント

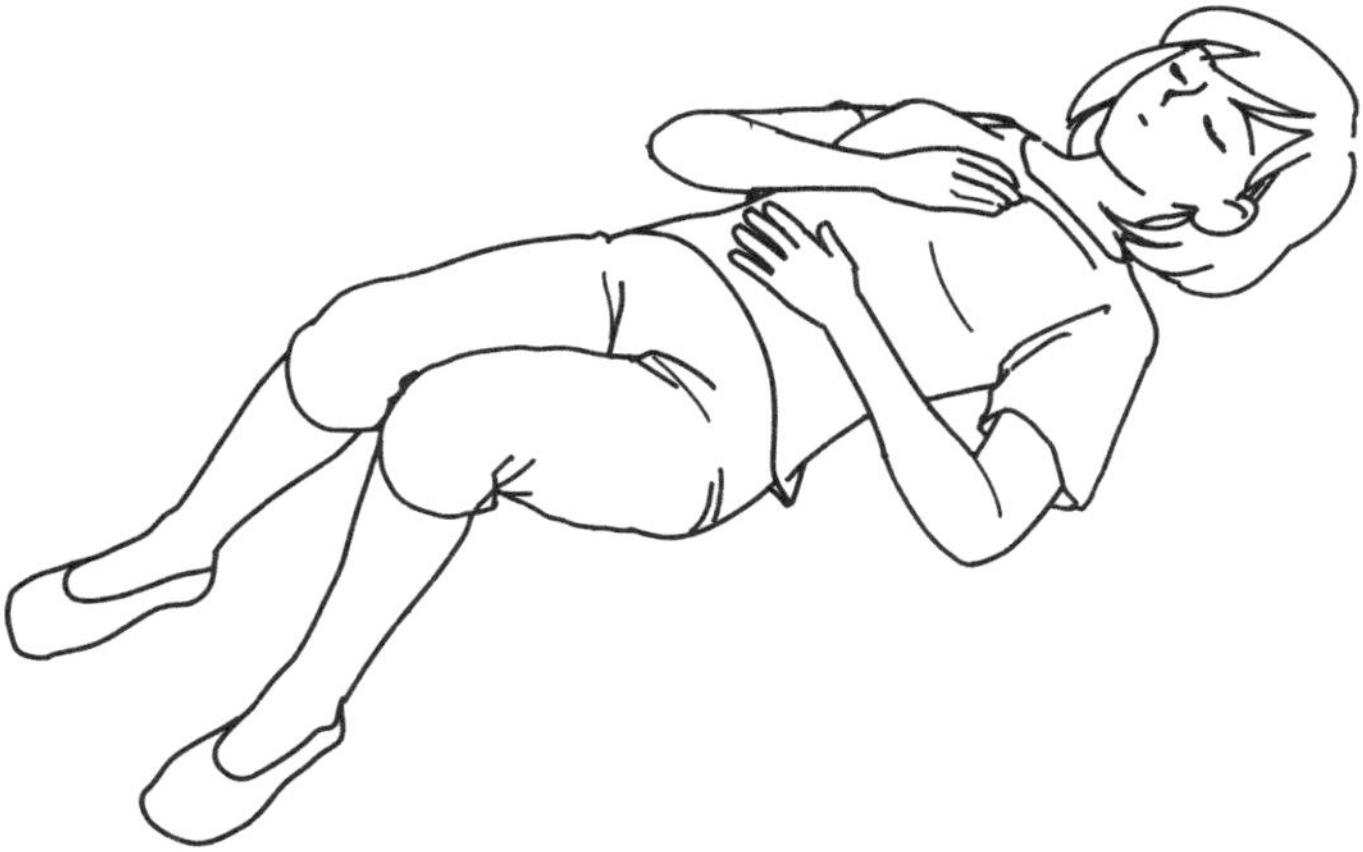

COLUMN

私が行っているケア&寝違えのケア

普段、私が行っているケア

肩首はじめ、さまざまな不調を改善・予防するには日頃の姿勢や動きを見直し、ずっと「いい姿勢」をめざすのではなく、ときどきニュートラルな姿勢に戻し、ちょこちょこ動くことが大切です。かく言う私も、学生時代の怪我などの影響もあって、姿勢や動きにクセがあり、たとえば「奥歯を噛みしめる」「猫背」など表層深部に負担がかかりやすい特徴があります。

こうしたクセはほとんど誰にでもありますが、自分のクセを知り、理解しているかどうかが、トラブルになるか否かの分かれ道。私は自分のクセに対応して、朝「あごつまみ法」(73頁)をし、仕事の合間に度々ニュートラルな姿勢に戻して、122頁で紹介している胸椎伸展法を行い、さらに138頁の「みぞおちから動かす運動1」でリセットしています。

写真は、百円均一の店で買ったドアストッパーとお風呂掃除用の

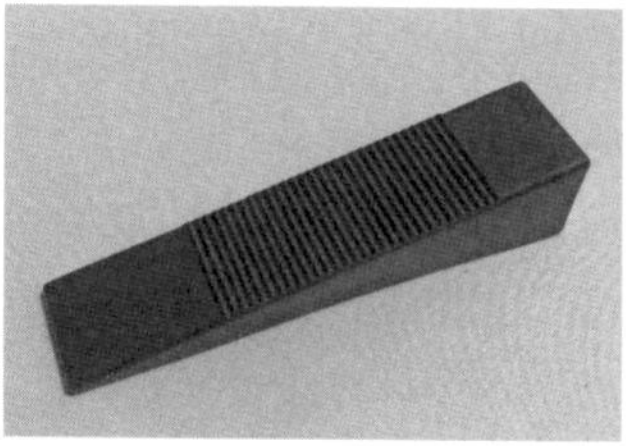

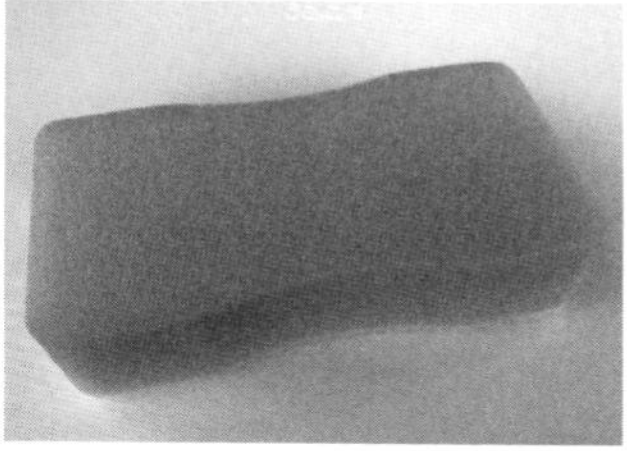

スポンジ。ドアストッパーはいすの背もたれ上部に貼っておくことで、胸椎伸展を促す起点となってくれます。スポンジは座位での傾きを予防する目的で、お尻の片方に入れて座るための小道具。原稿を書くなど、集中してパソコンに向かうときに使っているのです。

　これらの物を紹介したのは、みなさんもコレを買って使いましょうというのではありません。自分のクセはどうだろう？　そう考えて、自分で、手軽にできるケア法をぜひ工夫していただきたいと思い、ご紹介しました。

　クセは環境の影響で出ている場合もあります。たとえばご夫婦それぞれ定位置でテレビを挟んで食卓に座る生活が長年続いているなら、それぞれ常に一方（右か左）に首を傾ける時間が長いでしょう。その場合、座る場所を定期的にチェンジするだけでも左右のバランスを改善する一手になります。

ぜひ自分の体を大切に、理解を深め、できるだけのケアをしてあげましょう。

寝違えのケア

これは余談ですが、「よく寝違えるし、首がわるい」と思っている人が少なくないので、ご紹介しておきます。

臨床を通しての実感で言うと、寝違えは、肩首の土台である「胸椎」の動きがわるくて、首の下部関節に負担がかかっている状態であることが多いです。そのため、首をケアするのではなく、上位胸椎の柔軟性を改善するケアをするのが症状改善、予防の早道だと感じています。

寝違えやすい人は、症状が出たときにできるケア法を覚えておきましょう。

寝違えたときのケア法

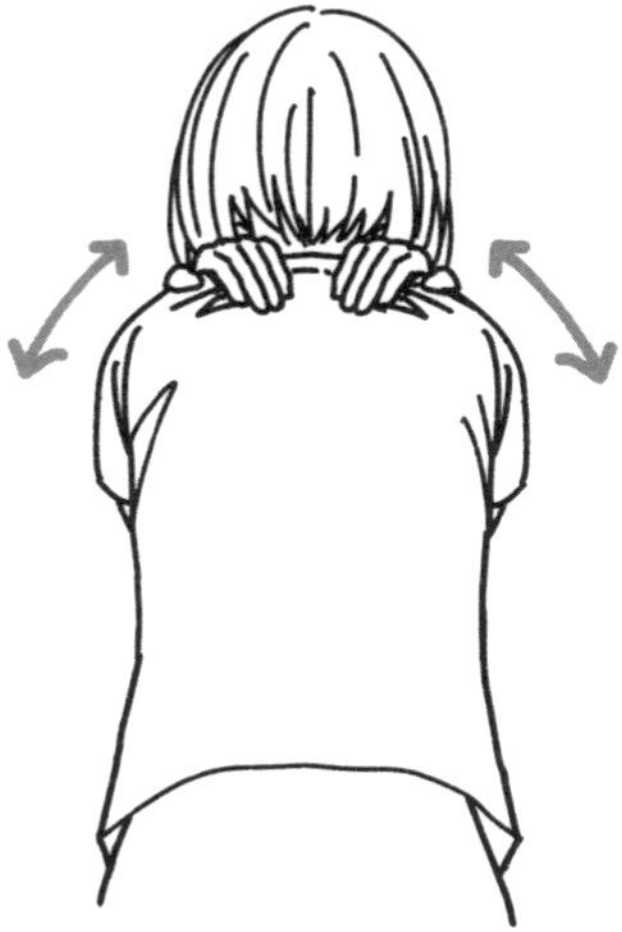

イラストのように手を後ろに回し、
首のすぐ下にある背骨（上位胸椎）を
両手の小指ではさみ、固定する。
そのまま軽く背中を丸め、下を向き、首は動かさずに、
胸を左右に交互にゆっくりと倒す。

＊胸を倒す動作は、やさしく、ゆっくり！

おわりに

本来、私たちの体には生きている間、「動く」ために十分なパーツや機能が備わっています。そして死をもって動かなくなる。それが動物の自然な姿です。

しかし現代の人の暮らしは不自然に偏った動きを体に強いることが多いと言えます。何時間も同じ姿勢で座り、動かなかったり、体に負担をかける動かし方をしてしまったり、やむを得ないこともあるとはいえ、動くためのパーツや機能をさびつかせてしまうケースが多々あります。

表層の滑走不全はまさにそんな現代生活の不自然の産物と私は考えています。肩首のこりや痛みは、体から「無理！」の訴えです。それを理解し、日々数分のセルフケアでメンテナンスを行って、なるべく予防になる姿勢や体の使い方を覚えることで、動く体を保っていきましょう。

基本の「ニュートラルな姿勢」はいつでも体を動かすことができる状態。すぐ反応できる、動物としてとても大切な姿勢です。1日に数回、意識してこの姿勢に戻し、それを繰り返すことで体に覚えさせ、これから荷物を持ち上げる、階段を降りる、立ち上がる、座るなど〝活動をはじめるとき〟に自然にこの姿勢がとれるようになると安全です。

結局のところ「姿勢」や「日頃の動き」が動くためのパーツや機能をさびつかせる可能性があると言うと、当たり前すぎる結論だと感じるかもしれませんが、肝心なことはそうたくさんありませんし、実は読者のみなさんもそれをわかっておられると思います。

わかっていてもできない、仕方がないと諦めず、すこし意識して、自分をいたわる小さな工夫をすることが、動く体を長もちさせるコツですから、この本がそのきっかけになれたら、それ以上の喜びはありません。

本書ではなるべく早く症状が改善できるセルフケア法を見つけてもらうため、いくつかのケア法から選んで実践できるように選択肢を多めに紹介しています。

各コーナーのどのケア法を選んでもOK。ときどき違う方法を試したり、気分がのっていたら追加したりするのもOKです。

体のメンテナンスを生活の楽しみの1つにして、ぜひ続けてください。

はじめにでも述べた通り、肩首など慢性的な不調、怪我などとは違うトラブルというのは、長い年月、原因が積み重なって起きている場合が多いので、ケアやメンテナンスには相応の時間がかかることもあります。

けれど、何か1つでも気に入ったケア法を選んで続ければ、大きな負担もなく、コンディションを改善していけます。

セルフケアをしても効果が感じられない場合や、症状が日々悪化していく場合は、整形外科などで専門家に相談してみましょう。医療にアクセスして、必要な治療や専門的なケアを受け、早めに医療的ケアを卒業し、セルフケアできる状態にもっていくことも、自分の未来のために大切な判断です。

みなさんの症状が緩和・解消し、本来の活気、笑顔が1日も早く戻るよう願います。

2021年11月

動きのこだわりテーション　土屋元明

土屋元明 つちや・げんめい

「動きのこだわりテーション」(神奈川県鎌倉市)代表、理学療法士。

姿勢と歩きの専門家。元日本メディカルフィットネス研究会常任理事、呼吸療法認定士、Orthomolecular Nutrition Professional、Spine Dynamics 療法セラピスト(マイスター)、形態構築セラピスト、ロコモ予防運動指導士。平素は自身の施術院「動きのこだわりテーション」にてインソールとリハビリを駆使して、痛みなどを抱える人の身体にかかるストレスを改善させながら、回復方向へ向かう生活スタイルを提案。「運動の質を高めることは人生の質を高める」をモットーにメディカルフィットネスを啓発する情報発信、医療従事者から一般の方への講演活動も積極的に行っている。

著書に『ひざのねじれをとれば、ひざ痛は治る——1日5分から始める超簡単ひざトレーニング』(方丈社刊)、編集に『マッスルインバランス改善の為の機能的運動療法ガイドブック』(運動と医学の出版社)など多数。

https://shisei-walking.com　https://note.com/ugoki

本書をより詳しく理解するための
著者解説動画をプレゼント!

肩《かた》と首《くび》は もまずにつまんで、ゆらしなさい

毎日1分、頭痛もとれる簡単セルフケア

2021年11月30日　初版

著者　土屋元明

発行者　株式会社晶文社
〒101-0051 東京都千代田区神田神保町1-11
電話 03-3518-4940(代表)・4942(編集)
URL http://www.shobunsha.co.jp

印刷・製本　印刷株式会社太平印刷社

ISBN978-4-7949-7284-2 Printed in Japan